三焦气化与三焦针法

韩景献 编著

协助整理

于建春　于　涛　付　于　梁　跃　贾玉洁

蔡　攀　张雪竹　刘存志　聂　坤　马　涛

王　涛　王　元　石江伟　吴邦启　沈　鹏

韩鹦赢　罗本华　李文涛　孟　丹　刘云鹤

人民卫生出版社
·北京·

图书在版编目（CIP）数据

三焦气化与三焦针法 / 韩景献编著 . —北京：人民卫生出版社，2022.11
ISBN 978-7-117-33902-5

Ⅰ.①三… Ⅱ.①韩… Ⅲ.①针灸疗法 Ⅳ.①R245

中国版本图书馆 CIP 数据核字（2022）第 201958 号

| 人卫智网 | www.ipmph.com | 医学教育、学术、考试、健康，购书智慧智能综合服务平台 |
| 人卫官网 | www.pmph.com | 人卫官方资讯发布平台 |

三焦气化与三焦针法
Sanjiao Qihua yu Sanjiao Zhenfa

编　　著：韩景献
出版发行：人民卫生出版社（中继线 010-59780011）
地　　址：北京市朝阳区潘家园南里 19 号
邮　　编：100021
E - mail：pmph @ pmph.com
购书热线：010-59787592　010-59787584　010-65264830
印　　刷：北京虎彩文化传播有限公司
经　　销：新华书店
开　　本：889×1194　1/32　印张：5.5　插页：5
字　　数：128 千字
版　　次：2022 年 11 月第 1 版
印　　次：2023 年 4 月第 2 次印刷
标准书号：ISBN 978-7-117-33902-5
定　　价：59.00 元
打击盗版举报电话：**010-59787491**　E-mail：WQ @ pmph.com
质量问题联系电话：**010-59787234**　E-mail：zhiliang @ pmph.com
数字融合服务电话：**4001118166**　E-mail：zengzhi @ pmph.com

韩景献简介

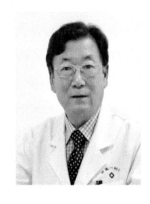

　　韩景献,教授,第七批全国老中医药专家学术经验继承工作指导老师,享受国务院政府特殊津贴专家,天津市文史研究馆馆员,曾获国家卫生部有突出贡献中青年专家、天津市"十佳"医务工作者等荣誉称号。曾任中国中西医结合学会神经科专业委员会主任委员、中国针灸学会脑病科学专业委员会主任委员、中国针灸学会常务理事、中国中西医结合学会常务理事、日本快速老化模型鼠(senescence accelerated-prone mouse,SAM)研究学会常务理事等职务。

　　从事针灸学医疗、教学、科研工作,注重发挥中西医结合优势,通过40余年的临床实践及理论研究,在多种神经变性类疾病的防治方面取得了丰硕的成果,撰写《"三焦气化失常 - 衰老"相关论》(获评2012年度F5000论文),并创立了"三焦针法",临床治疗痴呆、帕金森病、进行性核上性麻痹、多系统萎缩等疑难病症取得了良好疗效,并从多层次多方面进行了临床、基础实验研究,发表SCI收录论文17篇。承担国家十五"攻关"及国家自然科学基金项目等14项,获得包括教育部科学技术进步奖一等奖在内的各类省部级奖励12项。

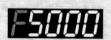

领跑者 5000

中国精品科技期刊顶尖学术论文

FRONTRUNNER 5000
TOP ARTICLES IN OUTSTANDING S&T JOURNALS OF CHINA

入选证书

证书编号：G010200803002

论文题目："三焦气化失常-衰老"相关论
文献来源：中医杂志 2008,49(3):200-202,220
第一作者：韩景献 天津中医药大学第一附属医院

经过定量分析遴选和同行评议推荐，该篇论文被评选为
2012 年度 F5000 论文。

特此证明。

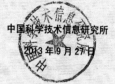

中国科学技术信息研究所

2013 年 9 月 27 日

序

随着人类平均寿命的延长,衰老及衰老相关疾病日益受到关注。

衰老是生命进程中的一个必经阶段,为何极少有人得以"尽终其天年,度百岁乃去",大多数人都"衰退既至,众病蜂起"。韩景献教授以中医理论为指导,结合现代医学对衰老的认识,通过长期大量的临床与实验研究,提出"三焦气化失常 - 衰老"相关论,从三焦气化整体角度阐释衰老机制,是对中医衰老理论的创新性认识,对于指导老年病及相关疾病的诊疗、养生保健、延缓衰老具有重要意义。

在"三焦气化失常 - 衰老"相关论的指导下,韩景献教授主张从调理三焦气化失常角度防治疾病,由此确立了"益气调血,扶本培元"的治疗原则,创立了"三焦针法"。他应用此针法治疗痴呆、帕金森病等多种疾病取得了良好疗效,并应用国际公认的痴呆模型鼠 SAM 进行了多层次实验。结果表明,"三焦针法"对于脑老化和骨老化有延缓作用,并能在一定程度上延长动物的生存期和生殖期;可抑制细胞凋亡和细胞增殖,对抗氧化应激反应,减少 β 淀粉样蛋白脑内沉积,促进 β 淀粉样蛋白体外排泄等。发表相关论文 180 余篇,其中 SCI 收录 17 篇,相关研究工作得到国内外专家的普遍认可。在日本举办了多期"三焦针法"学习班,"三焦针法"得以广泛应用,并同样取得了良好疗效。

　　三焦及三焦气化是历代医家研讨的悬而未决的中医学术问题,韩景献教授通过对经典文献的研读及个人多年大量的临床实践,提出"三焦气化将五脏六腑联系在一起,是生命活动之本"这一认识,是对中医衰老理论新的诠释,其创立的"三焦针法"也为疾病诊疗提供了新的途径。

　　本书集中展示了韩景献教授多年的临床经验和科研成果,值得借鉴。

张大宁

国医大师

中央文史研究馆馆员

天津市中医药研究院名誉院长

2016 年 1 月

前　言

人何以为生,生命何以为续,生老病死的奥秘在哪里? 不仅医者在苦苦追求,普通人也在经常思考。这是几千年来的一个未解之谜。随着基因组学及蛋白组学的发展,人们多少知道了一些根结,但是只见树木不见森林,站在树木下,难知百米外。"不识庐山真面目,只缘身在此山中",与其深究每个细节,不如观察总体表现,中医学的研究方法值得科学界高度重视。

五脏六腑是中医学诊疗的核心,这是中医人所熟知的。但是,其中"三焦"一说,争论既久。何为"三焦"? 何为"三焦气化"? 其作用是什么? 众说纷纭。总结起来不过两种观点,一是"三焦有形论",一是"三焦无形论",但对三焦气化的诠释仍欠深究。

本人研读经典医籍,临床治疗患者,观察健康常人,思考生老病死的真谛,领悟到了一些生命活动的内涵,体会到"三焦"乃是统领五脏六腑的心下总机关,它可能相当于内脏神经系统,其有形在胸腹,其无形在颅脑。"三焦气化"是调节脏腑活动的主导者,代表了整个内脏的功能活动。因此,"三焦气化"将五脏六腑联系在一起,是生命活动之本。鉴于此,把握三焦,调节三焦气化,乃是疾病治疗之根本,许多疾病的发生发展与三焦及三焦气化密切相关,三焦气化失常则是老年疾病的根本病机所在。以此为切入点,调理三焦,"益气调血、扶本培元"则成为疾病诊疗之大法。

天下之事不外"道"与"术"。道者,达到目的地之道路也,是方向,是宗旨,是总纲;术者,达到目的地之方法也,是工具,是技术,是策略。疾病诊疗也是如此,首先把握"道",即理论根据是否正确,然后掌握"术",即治疗方法是否准确。"三焦气化失常‑衰老"相关论是道,"三焦针法"是术,有道亦有术。临床上,此见解得到了一些证实。谨将个人理论思考和临床经验汇总于《三焦气化与三焦针法》中,请同道斧正。

韩景献
2016 年

目 录

上篇 理论篇

中篇 临床篇

下篇　三焦针法治疗痴呆的实验研究

上篇
理论篇

　　三焦及三焦气化是历代医家研而未定的理论问题，从其解剖位置到其生理功能、临床病症等众说纷纭。本篇将从三焦及三焦气化的历史沿革、生理病理、临床病症等方面逐一叙述。笔者通过对历代医学经典的研读及多年的临床诊疗观察，对三焦及三焦气化产生了新的认识，提出了"三焦气化失常-衰老"相关论，相关论文于2008年在《中医杂志》上发表，被评为2012年度"领跑者5000"（F5000）优秀论文。

第一章 三焦气化的理论源流

第一节 "三焦"理论沿革

一、春秋至秦汉为三焦理论奠基时期

这一时期出现了中医学的三大巨作:《黄帝内经》《难经》《伤寒杂病论》,在整个中医理论的发展中起着基石的作用,三焦理论也形成了基本框架,后世三焦理论的发展都是宗其旨、发其意,是对这些理论的进一步完善。

(一)《黄帝内经》奠定了三焦理论的基础

《黄帝内经》是中医学发展的理论基础和源泉。《黄帝内经》中有关三焦的论述为后世三焦理论的形成与发展奠定了基础。《内经》中所论三焦,可归为两方面。

1. 三焦有形,为六腑之一 《素问·金匮真言论》言:"胆、胃、大肠、小肠、膀胱、三焦,六腑皆为阳。"称三焦为六腑之一。《素问·六节脏象论》云:"脾、胃、大肠、小肠、三焦、膀胱者,仓廪之本,营之居也,名曰器,能化糟粕,转味而入出者也。"将三焦列入六腑之一,与脾及其他五腑都"名曰器",即为有形;又指出"三焦"参与输布疏通营阴,气化营阴为糟粕而排出体外。《素问·五脏别论》云:"夫胃、大肠、小肠、三焦、膀胱,此五者,天气之所生也,其气象天,故泻而不藏,此受五脏浊气,名曰传化之府,此不能久留,输泻者也。"指出"三焦"为腑属阳,主泻"浊",即化生水谷精微之后排泄五脏代谢的

水谷糟粕。《素问·灵兰秘典论》说:"三焦者,决渎之官,水道出焉。"《灵枢·本输》篇曰:"三焦者,中渎之府也,水道出焉,属膀胱,是孤之府也。"均指出三焦通调水道的功能。如若三焦水道不通,或邪入三焦,则"腹气满,小腹尤坚,不得小便,窘急,溢则水,留即为胀"(《灵枢·邪气脏腑病形》),"小腹痛肿,不得小便"(《灵枢·四时气》)。《灵枢·胀论》所言"三焦胀者,气满于皮肤中,轻轻然而不坚",即今之气肿。

"三焦"为六腑之一,外应皮肤腠理毫毛。《灵枢·本脏》云:"六腑者,所以化水谷而行津液者也……肾合三焦膀胱,三焦膀胱者,腠理毫毛其应……肾应骨,密理厚皮者,三焦膀胱厚,粗理薄皮者,三焦膀胱薄;疏腠理者,三焦膀胱缓;皮急而无毫毛者,三焦膀胱急;毫毛美而粗者,三焦膀胱直;稀毫毛者,三焦膀胱结也……视其外应,以知其内藏,则知所病矣。"

"三焦"是六腑之一,为手少阳三焦经脉之所属。《灵枢·经脉》云:"三焦手少阳之脉,起于小指次指之端……循属三焦。"又云:"是动则病耳聋浑浑焞焞,嗌肿,喉痹。是主气所生病者。汗出,目锐眦痛,颊痛,耳后、肩、臑、肘、臂外皆痛,小指次指不用。"

"三焦"经下合穴为委阳。《灵枢·邪气脏腑病形》曰:"三焦合入于委阳……三焦病者,腹气满,小腹尤坚,不得小便,窘急,溢则水,留即为胀,候在足太阳之外大络,大络在太阳少阳之间,亦见于脉,取委阳。"指出取委阳可以治疗本经的留饮证。

2. 三焦为三部(上、中、下三焦)《灵枢·营卫生会》篇将上、中、下三焦的位置论述为"上焦出于胃上口,并咽以上,贯膈而布胸中,走腋,循太阴之分而行,还至阳明,上至舌""中焦亦并胃中,出上焦之后""下焦者,别回肠,注于膀胱而渗入焉"。关于三焦的功能,《灵枢·决气》指出,"上焦开发,宣五谷味,熏肤、充身、泽毛,若雾露之溉"。《灵枢·营卫生会》指出，"上焦如雾"；"中焦……此所受气者，泌糟粕，蒸津液，化其精微，上注于肺脉，乃化而为血，以奉生身……中焦如沤"；"下焦者……注于膀胱而渗入焉，故水谷者，常并居于胃中，成糟粕而俱下于大肠，而成下焦，渗而俱下，济泌别汁，循下焦而渗入膀胱焉……下焦如渎"。即"上焦如雾"在胸，"中焦如沤"在胃，"下焦如渎"在膀胱、大肠。

(二)《难经》对三焦提出诸多新观点

1.《难经》首次提出三焦通行元气　三焦通行元气之说，首见于《难经》。《难经·三十一难》说："三焦者，水谷之道路，气之所终始也。"《难经·三十八难》说："所以腑有六者，谓三焦也。有原气之别焉，主持诸气。"《难经·六十六难》说："三焦者，原气之别使也，主通行三气，经历于五脏六腑。"原文明确地说明三焦是人体元气（原气）升降出入的道路。

2.《难经》首次提出三焦有名无形　《难经·三十八难》："脏唯有五，腑独有六者，何也？然：所以腑有六者，谓三焦也。有原气之别焉，主持诸气，有名而无形，其经属手少阳。此外腑也，故言腑有六焉。"《难经·二十五难》曰："十二经，五脏六腑十一耳，其一经者，何等经也？然：一经者，手少阴与心主别脉也，心主与三焦为表里，俱有名而无形，故言经有十二也。"

3.《难经》首次提出三焦配穴法　《难经·三十一难》云："三焦者，水谷之道路，气之所终始也。上焦者，在心下，下膈，在胃上口，主内而不出，其治在膻中，玉堂下一寸六分，直两乳间陷者是。中焦者，在胃中脘，不上不下，主腐熟水谷。其治在脐傍。下焦者，当膀胱上口，主分别清浊，主出而不内，以传导也。其治在脐下一寸。故名曰三焦，其府在气街。"脐傍指天枢穴，脐下一寸指阴交穴，气街即气冲穴。膻中主治上焦疾病，天枢主治中焦疾病，阴交主治下焦疾病，气冲通治三焦疾病。

(三)《金匮要略》提出了"三焦竭"

《金匮要略·五脏风寒积聚病脉证并治》:"问曰:三焦竭部,上焦竭善噫,何谓也? 师曰:上焦受中焦气未和,不能消谷,故能噫耳;下焦竭,即遗溺失便,其气不和,不能自禁制,不须治,久则愈。师曰:热在上焦者,因咳为肺痿;热在中焦者,则为坚;热在下焦者,则尿血,亦令淋秘不通。""三焦竭"是说三焦各部所属脏腑的功能衰退。"三焦热"是热气灼伤不同的脏腑所导致的病症。

二、隋唐宋时期三焦理论进一步发展

(一)三焦病症的阐释

巢元方在《诸病源候论·三焦病候》云:"三焦气盛为有余,则胀,气满于皮肤内,轻轻然而不牢,或小便涩,或大便难,是为三焦之实也,则宜泻之;三焦之气不足,则寒气客之,病遗尿,或泄利,或胸满,或食不消,是三焦之气虚也,则宜补之。诊其寸口脉迟,上焦有寒;尺脉迟,下焦有寒;尺脉浮者,客阳在下焦。"原文从不同的证候以分辨三焦病之虚实。

孙思邈在《备急千金要方》分节详细论述了三焦经脉和三焦脏腑虚实证的症状和治疗。如《三焦虚实》篇:"夫上焦如雾,其气起于胃上脘,并咽以上贯膈布胸中,走腋,循足太阴之分而行,还注于手阳明,上至舌,下注足阳明……中焦如沤,其气起于胃中脘,在上焦之后……下焦如渎,其气起胃下脘,别回肠,注于膀胱而渗入焉。"又云:上焦"若实,则上绝于心,若虚,则引气于肺",中焦"实则生热,热则闭塞不通,上下隔绝;虚则生寒,寒则腹痛洞泻,便痢霍乱,主脾胃之病",下焦"实则大小便不通利,气逆不续,呕吐不禁……虚则大小便不止,津液气绝"。该著作提出了十七首治疗三焦虚实的药方和七首灸方。这是第一次针对三焦的寒热虚实明确提出治疗方法。

《圣济总录》认为"三焦有名无形,主持诸气,以象三才之用",亦论述了三焦虚实、寒热证候,同时提出治疗方剂。基本上沿袭了隋唐之说。

(二)三焦有形无形争辩的继续

孙思邈继承《内经》《难经》观点,提出三焦可闻不可见。《备急千金要方·三焦脉论》曰:"夫三焦者,一名三关也……有名无形,主五脏六腑往还神道,周身贯体,可闻不可见。"宋《圣济总录》也认为"三焦有名无形,主持诸气,以象三才之用"。《太平圣惠方》亦对三焦持有名无形的观点,其对三焦的认识与《备急千金要方》基本一致,认为"上焦名三管反射,中焦名霍乱,下焦名走哺,合而为一,有名无形"。

宋代由于解剖学的发展,对人体生理结构、功能的认识日趋深入。宋代医家对三焦的形质问题也进行了思考探索,提出"有名具形"的论点。宋代陈无择在《三因极一病证方论》中指出:"古人谓左肾为肾脏,其腑膀胱,右肾为命门,其腑三焦。三焦者,有脂膜如手大,正与膀胱相对,有二白脉自中出,夹脊而上贯于脑……丈夫藏精,女子系胞,以理推之,三焦当如上说,有形可见为是。"

(三)三焦惊、三焦痛的提出

宋代陈文中在《小儿病源方论》中提出"三焦惊","肝惊,眼赤粪青……三焦惊,睡中惊哭"。《圣济总录》提出"三焦痛","丹田隐隐而痛者,三焦疽也。上肉微起者,三焦痛也。"

三、金元明清时期对三焦理论的认识日趋完善

(一)三焦有形无形的争论持续进行

1. **三焦无形论** 李杲认为三焦无形而有用,云"三焦者

有名而无形，主持诸气，以象三才之用""三焦非正腑也，无形而有用"。

滑寿在《难经本义》云"盖三焦则外有经而内无形"。王九思等也在《难经集注》指出，"三焦无内腑，惟有经脉，名手少阳，故曰外腑也"，"心主与三焦脉合，三焦有位而无形，心主有名而无脏，故二经为表里也"。

李梴在《医学入门》曰："上焦主纳……中焦主不上不下……下焦主出……主持诸气，有其名而无其形。"

2. 三焦有形论 元代李鹏飞在《三元参赞延寿书》中创造性地提出"三焦脂膜"论。云："其体有一脂膜如掌状，与膀胱相对，有白脉自其中出，夹脊而上贯脑，窃谓如雾如沤，喻其明之薄处，如渍云者，则又指夫渗入膀胱处也。一名外府，一名虚脏，信然。"这一论述指出三焦有名有形，三焦是一如掌大的脂膜，与膀胱相对，并且不单指一脏。

明代章潢在《图书编·三焦有形考》认为三焦为肾下脂膜，曰："盖三焦有形如膀胱，故可以藏，可以系，若其无形，尚可以藏系哉？……见右肾下有脂膜如手大者，正与膀胱相对，有二白脉，自其中出，夹脊上贯脑，意此即导引家所谓夹脊双关者，而不悟脂膜如手大者为三焦也。"

明代虞抟在《医学正传》中认为，"三焦者，指腔子而言，包函乎肠胃之总司也。胸中肓膜之上曰上焦，肓膜之下，脐之上曰中焦，脐之下曰下焦，总名曰三焦。"认为三焦是腔子，以肓膜和脐为界分为上、中、下三焦。

张介宾《类经》认为，三焦"脏腑之外，躯体之内，包罗诸脏，一腔之大腑也"。其所述的"三焦"之形，能与现代解剖学胸膜、腹膜对应。

清代徐灵胎《难经经释》曰："三焦谓之腑，则名是藏蓄泌泻之具，何得之无形？但其周布上下，包括脏腑，非著五脏之外各自成体,故不得定其象,然谓无形则不可也。"他认为三焦周布上下,分布于脏腑之内,其形态不可测。

沈金鳌认为三焦为胃之匡廓,他在《杂病源流犀烛·三焦病源流》中说:"故知三焦者,实胃部上下之匡廓,三焦之地,皆胃之地。三焦之所主,即胃之所施。"

唐容川《血证论·脏腑病机论》云:"三焦,古作膲,即人身上下内外相联之油膜也。"清·张锡纯在《医学衷中参西录》亦云:"三焦为手少阳之腑。既名为腑,则实有其物可知。"

(二) 进一步论述了三焦的生理病理特点

缪希雍在《本草经疏》论述三焦的虚实证。三焦虚二证:腹寒,属中气虚;气短少气,属气虚。三焦实三证:喉痹,即缠喉风,属少阳相火、少阴君火;头面赤热,属上焦火升;赤白游风,属血热,热则生风,故善游走,俗名火丹,小儿多患此,大人亦时有之。

沈金鳌在《杂病源流犀烛·三焦病源流》中论述了三焦疏机不利产生的病症,"上焦如雾,雾不散,则为喘满,此出而不纳也。中焦如沤,沤不利,则为留饮不散,久为中满,此上不能纳,下不能出也。下焦如渎,渎不利,则为肿满,此上纳而下不出也。"

(三) 提出"三焦秘"

朱丹溪在《丹溪心法附余·燥门》中说:"三焦不和,胸膈痞闷,气不升降,饮食迟化,肠胃燥涩,大便秘结。"他提出三焦不和而致大便秘结,并提出治宜搜风润肠丸。

(四)《医学入门》提出三焦为丙火之腑

李梴在《医学入门》中指出,"三焦为丙火之腑,故其发也,则为无根之相火,游行诸经,令人恶寒发热异常。"

(五) 提出三焦辨证理论

三焦辨证,是清代吴鞠通在《温病条辨》中,对外感温热病进行辨证归纳的一种方法。三焦辨证是依据《内经》关于三焦所属部位的概念,在《伤寒论》六经辨证及叶天士卫气营血辨证的基础上,将外感温热病的证候归纳为上焦病证、中焦病证、下焦病证,用以阐明三焦所属脏腑在温热病发展过程中不同阶段的病理变化、证候表现及其传变规律。《温病条辨·中焦篇》:"温病由口鼻而入,鼻气通于肺,口气通于胃。肺病逆传则为心包,上焦病不治,则传中焦,胃与脾也;中焦病不治,即传下焦,肝与肾也。始上焦,终下焦。"在温病的治则上,则提出"治上焦如羽,治中焦如衡,治下焦如权"。

第二节　"三焦气化"理论沿革

一、三焦气化之说始于《内经》

《内经》中虽未明确提出"三焦气化",但雏形已形成。如《素问·灵兰秘典论》云:"脾胃者,仓廪之官,五味出焉。大肠者,传道之官,变化出焉。小肠者,受盛之官,化物出焉……三焦者,决渎之官,水道出焉。膀胱者,州都之官,津液藏焉,气化则能出矣。"《灵枢·营卫生会》指出,"上焦如雾,中焦如沤,下焦如渎",就很形象地描述了三焦气化的形态。另如《灵枢·决气》云:"上焦开发,宣五谷味,熏肤、充身、泽毛,若雾露之溉,是谓气。"《灵枢·平人绝谷》云:"上焦泄气,出其精微,慓悍滑疾,下焦下溉诸肠。"《灵枢·痈疽》云:"上焦出气,以温分肉,而养骨节,通腠理。中焦出气如露,上注溪谷,而渗孙脉,津液和调,变化而赤为血。"又如《灵枢·营卫生会》云:"营出于中焦……中焦亦并胃中,出上焦之后,此所受气者,泌糟粕,蒸津液,化其精微,上注于肺脉,乃化而为血,以奉生身……下焦者,别回肠,注于膀胱而渗入焉,故水谷者,常并居于胃中,成糟粕而俱下于大肠,而成下焦,渗而俱下,济泌别汁,循下焦而渗入膀胱焉。"《灵枢·营气》云:"营气之道,内谷为宝,谷入于胃,乃传之肺,流溢于中,布散于外,精专者行于经隧,常营无已……"凡诸种种,皆提示三焦气化之功能。

后隋代杨上善阐发《内经》之旨,进一步诠释了三焦气化的状态。其在《黄帝内经太素》云:"上焦之气,如雾在天,雾含水气,谓如雪雾也。沤,屋豆反,久渍也。中焦血气在脉中,润一顷,谓之沤也。下焦之气溲液等,如沟渎流在地也。"

二、"三焦气化"的提出与发展

明代赵献可在《医贯·内经十二官论》首次明确提出"三焦气化"。其云:"津液之余,流入下部,得三焦之气施化,小肠渗出,膀胱渗入,而溲便注泄矣。凡胃中腐熟水谷,其精气自胃口之上口曰贲门,传于肺,肺播于诸脉,其滓秽自胃之下口曰幽门,传于小肠,至小肠下口曰阑门,泌别其汁,清者渗出小肠,而渗入膀胱,滓秽之物,则转入大肠。"他认为水谷的代谢须依靠三焦气化才能完成,并在《内经》的基础上拓展了"三焦气化"的内容。

清代医家张锡纯进一步提出:"人之一身,皆气之所撑悬也。此气在下焦为元气,在中焦为中气,在上焦为大气。"(《医学衷中参西录》)指出人身之气化,以三焦部位为总纲,同时说明三焦之气有所区别,这是对三焦气化的进一步解释。

历代医家对于三焦及三焦气化进行了多方面的论述,丰富了中医基础理论内容,为后人留下了宝贵的资料。

第二章 三焦气化理论新释

第一节 三焦新释

一、三焦的中医定位

三焦有形,为六腑之一,又称"外腑""孤腑",分为上焦、中焦、下焦三部分。《素问·六节脏象论》云"三焦……营之居也,名曰器",故为有形。三焦属于手少阳经,和手厥阴心包经互为表里。关于三焦的定位与功能,自《内经》以降,前人独有论述,读者可参看本篇第一章。

温病辨证方法中,三焦辨证所指的三焦病变范围与《内经》《难经》中的三焦划分范围基本一致,而且在温病的治则上,吴鞠通提出"治上焦如羽,治中焦如衡,治下焦如权",实由"上焦如雾,中焦如沤,下焦如渎"引申而来。

由此我们认为上焦居上系联心肺,中焦居中系联脾、胃、肠,下焦居下系联肝、肾、膀胱。

二、三焦是气、血、津、液、精升降出入的通道[1]

气机升降是人体脏腑功能和生命活动的基本形式之一。升和降这对矛盾的对立统一运动,维持着机体正常的生命活动,故《内经》指出"非出入,则无以生长壮老已;非升降,则无以生长化收藏",又曰"升降出入,无器不有"。三焦作为人体之大孤腑,与气机升降必然密切相关。

首次提出三焦为元气之通道的是《难经》。《难经·六十六难》曰:"三焦者,原气之别使也,主通行三气,经历于五脏六腑。"说明三焦是人体气升降出入的道路,人体元气是通过三焦而输布到五脏六腑,温养、充沛于全身的。《中藏经·论三焦虚实寒热生死逆顺脉证之法》中对三焦通行气的生理作用做了具体描述:"三焦者,人之三元之气也,号曰中清之腑,总领五脏六腑、荣卫经络、内外左右上下之气也。三焦通则内外左右上下皆通也。其于周身灌体,和内调外,荣左养右,导上宣下,莫大于此也。"

精能化气,藏于肾中的先天之精化为元气,水谷之精可化生为营气等。精为气化生的本源,因此有"精气"之说。气能行血,血的运行有赖于气的推动,故称"气为血帅";而气的生成和作用,亦有赖于血的滋养,且气必须依附于血才能运行,故又称"血为气母""血能载气"。"气中有血,血中有气,气与血不可须臾相离,乃阴阳互根,自然之理也"(《难经本义》)。

各脏腑组织器官的功能活动都离不开气机的升降出入,各脏腑之间存在着有机联系,既互相依赖,又互相制约。其中上焦肺气的宣降、中焦脾胃的升清降浊及下焦肝气的条达与升发作用与整体气机的升降出入关系尤为密切。《素问·刺禁论》曰"肝生于左,肺藏于右"。肺脏位置在上焦,主气司呼吸,主宣发与肃降,其气机以肃降为顺,其下降的道路以右侧下行。肝位于下焦,气宜疏畅条达和升发,故肝气的运动以升为主要形式,其道路以左侧为上升之路。肝肺二脏左升右降,调节着体内气机的升降运动。清阳上升,浊阴下降,上下相召,动静相替,升降相因,阴阳相合,天地交泰,化生万物。脾胃同为"后天之本",同居中州,通连上下,是气机升降出入的枢纽;在中焦的气机升降中,脾主升,胃主降。此外,脾胃既可引肾水上济心火，又可引心火下温肾水，以助心肾相交；还可引肝升之气克制肺降之气，亦可引肺降之气克制肝气之升。三焦主气机总领五脏六腑，因此，上、中、下三焦为气机升降之通道。

津液性质属阴，故有"阴津""阴液"之称。《素问·灵兰秘典论》中："三焦者，决渎之官，水道出焉。"三焦通行元气，气为水母，气能化水布津，三焦对水液有通调决渎之功，是津液在体内流注输布的通道。《素问·经脉别论》说："饮入于胃，游溢精气，上输于脾。脾气散精，上归于肺，通调水道，下输膀胱。水精四布，五经并行。"津液的输布主要依靠胃、脾、肺、肾、膀胱等多个脏腑生理功能的综合作用来完成。故也可以说，三焦运行水液，是对脾、肺、肾等脏腑主管水液代谢作用的综合概括。如若"上焦不治，则水泛高原；中焦不治，则水留中脘；下焦不治，则水乱二便"（《类经·藏象类》）。

因此，三焦是津液输布代谢的主要通道。三焦气化正常则脉络通而水道利，上、中、下三焦不治则会出现相互传变现象。

三、三焦或为现代医学的内脏神经系统[2]，与脑密切相关

（一）三焦与内脏神经系统在形态方面的联系

由上述可知，上焦居胸，中焦居中上腹，下焦居中下腹。又云其功能上焦如雾，即呼吸；中焦如沤，即消化；下焦如渎，即排泄。其部位及功能与现代医学的内脏神经较为一致。

南宋陈无择在《三因极一病证方论·三焦精腑辨证》中对三焦的形态有一段很有意思的描述："三焦者，有脂膜如手大，正与膀胱相对，有二白脉自中出夹脊而上贯于脑。"可以推测陈无择一定是观察到人体的某个器官并认为就是三焦，可惜

古代解剖学简单而粗陋,即使有所发现也无法了解其实质。那么这与膀胱相对、覆有脂膜、如手大之物到底为何?这二白脉自中出,夹脊而上,贯于脑,又是什么?根据现代医学中解剖学知识,前者很可能即内脏神经系统周围部的骨盆丛。腹腔中的腹腔丛包缠腹主动脉下行,接受腰交感干的节后纤维,组成腹主动脉丛。腹主动脉丛向下至直肠两侧,接受骶交感干的节后纤维和第2~4骶神经的副交感节前纤维,共同组成位于膀胱后外侧的骨盆丛。骨盆丛极有可能被古代医家视作下焦。后者无疑指的是上自颅底,下至尾骨,排列在脊柱两侧的交感干。

这高度提示三焦与内脏神经系统的对应关系,那么上焦和中焦在人体内必然有相对应的解剖学结构。

从现代解剖学来说,胸腔中包括心丛、肺丛、胸段交感干在一起的神经丛状结构。心丛是由交感神经节的节后纤维和迷走神经的心支组成的神经丛。分为浅丛和深丛,浅丛位于主动脉弓下方,深丛位于主动脉弓和气管杈之间。支配心肌与血管平滑肌。肺丛由迷走神经支气管支和第2~5胸交感神经节的节后纤维组成,与心丛互相连续,随支气管和肺血管的分支入肺,支配肺的呼吸功能。因此胸腔神经丛可能是上焦的实体。

腹腔丛,人体最大的内脏神经丛,位于腹腔干和肠系膜动脉根部周围。此丛由两侧的胸交感干的内脏大、小神经,腰上部交感神经节的分支及迷走神经后干的腹腔支所组成。腹腔丛可分为许多副丛,如肝丛、胃丛、脾丛和肾丛等,各副丛分别沿同名血管分支到达各脏器,支配各脏器活动。因此,腹腔丛可能是中焦的实体。

总结与三焦对应的内脏神经系统各神经丛形态学特点,恰好符合三焦的形态特点:范围大,分布广,与其他脏腑联系紧密。

（二）三焦与内脏神经系统在功能方面的联系

我们可以大胆假想古代医家发现三焦的场景，古代用于解剖的尸源往往是刚刚受刑的犯人，古代医家打开新鲜的尸体，翻动着早已赋予名称的脏腑，在腹后壁发现一堆线索状致密物（可能是腹腔丛），此时胃肠道仍处于活动状态，当解剖者破坏了这一致密物之后却发现胃立刻松弛下来，肠道的蠕动波也逐渐消失了。由此，古代医家发现了中焦的生理功能，即与胃肠道活动相关，腐熟水谷、吸收转输精微。

关于三焦的生理功能，《内经》中早有具体描述。《灵枢·营卫生会》"上焦如雾"，《灵枢·决气》："上焦开发，宣五谷味，熏肤、充身、泽毛，若雾露之溉，是谓气。""如雾"是对心肺输布作用的理解，心主全身之血脉，推动全身的血液在脉管内运行，肺主气，司呼吸，同时主治节，朝百脉，辅助心推动血液运行并将营养成分输布全身。这与胸腔中心丛、肺丛的生理功能是大致相同的。

《灵枢·营卫生会》曰"中焦亦并胃中，出上焦之后，此所受气者，泌糟粕，蒸津液，化其精微"，又曰"中焦如沤"。"沤"就是指中焦有调控脾胃腐熟水谷、吸收转输精微的作用。这些其实都反映了中焦对整个消化吸收过程的重要影响。这与腹腔丛的生理功能是大致相同的。

《灵枢·营卫生会》："下焦者，别回肠，注于膀胱而渗入焉，故水谷者，常并居于胃中，成糟粕而俱下于大肠，而成下焦，渗而俱下，济泌别汁，循下焦而渗入膀胱焉。"很明显，下焦与骨盆丛的生理功能相符，主要包括肾与膀胱的排尿，肠道的排便，甚至有生殖器官的排泌作用。

不难看出三焦的生理功能与内脏神经系统的生理功能相似：支配内脏的运动和感觉，包括对呼吸系统、循环系统、消化系统和泌尿系统等内脏活动的支配,甚至对毛孔的开放、竖毛肌的运动和皮肤的营养亦有支配。

(三) 三焦与脑密切相关

三焦气化为脑神的基础。"心藏神"是一身的最高主宰,是生命活动的内在机制。"脑神"是"神"的外在表现,是以"心藏神"为前提的,包括精神意识、思维情志等活动。脑神正常发挥生理功能是以三焦气化所化生的气血津液精为物质基础,五神五志赖三焦气化紧密联为一体。精气能化神,神能统精气,"精气神"互化涵括了气血津液精神间的互化,是三焦气化的集中体现,精气神及脑神赖三焦气化而各就其所。脑神的整体神志观通过三焦气化体现,脑神的作用通过三焦气化来实现(参见图1)。故而三焦气化失司是脑神病变的基础,脑神的病变可以通过调理三焦来治疗[3]。

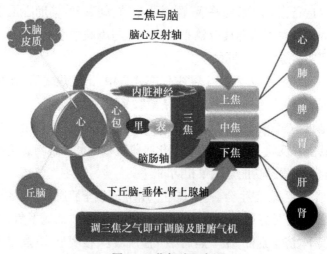

图1 三焦与脑示意图

近年来的研究证实,多种脑部病变与心脏、脑 - 肠轴、下丘脑 - 垂体 - 肾上腺轴密切相关,而这正与我们所提出的"三焦理论"中的上焦、中焦及下焦相对应。①脑心综合征。它是因急性脑病(主要为脑出血、蛛网膜下腔出血、急性颅脑外伤)累及下丘脑、脑干自主神经中枢所引起急性心肌梗死、心内膜下出血、心肌缺血、心律失常或心力衰竭的统称,当脑病渐趋平稳或好转时则心脏病症状及心电图异常随之好转或消失。②研究发现,肠道微生物通过微生物 - 肠 - 脑轴与中枢神经系统相互联系,影响大脑功能和行为。高血压[4]及阿尔茨海默病[5]、自闭症[6]、抑郁症[7]、帕金森病[8]、多发性硬化[9]等脑部疾病状态都与肠道微生物的数量和组成存在很大的相关性。如阿尔茨海默病,目前已经证实肠道细菌参与到包括 β 淀粉样蛋白沉积、Tau 蛋白过度磷酸化、神经炎症、氧化应激损伤、血脑屏障通透性增加、神经递质失平衡、胰岛素抵抗在内的阿尔茨海默病发病机制中[5]。研究证实,在帕金森病中,由肠道内生态失调引起先天免疫系统激活,以及肠道通透性增加,可引起炎症、氧化应激及肠神经胶质细胞活化,最终引发 α 突触核蛋白病理学改变[8]。③下丘脑 - 垂体 - 肾上腺轴(hypothalamic-pituitary-adrenal axis,HPA)是神经内分泌系统的重要组成部分,正常生理状态下,HPA 释放的终产物皮质激素(如皮质醇)通过复杂的反馈机制调节生理和心理性应激,使机体处于相对稳态。有研究表明,HPA 功能异常是高血压[10]、抑郁[11]、精神分裂症[12]、青少年冲动性攻击行为[13]等疾患发病的重要机制之一。

四、心通过三焦来实现"君主"功能[14]

《素问·灵兰秘典论》云:"心者,君主之官也,神明出焉……故主明则下安……主不明则十二官危。"《灵枢·经脉》云"三焦手少阳之脉,起于小指次指之端……布膻中,散落心包,下膈,循属三焦",又云"心主手厥阴心包络之脉,起于胸中,出属心包络,下膈,历络三焦",可见三焦布气于心包络。陈士铎《外经微言》曰:"夫心主与三焦两经也,必统言其相合者,盖三焦无形,借心主之气相通于上、中、下之间,故离心主无以见三焦之用,所以必合而言之也。" 这说明三焦是借心来施行自己的气化功能的,三焦之所以能够通行上、中、下之间,总领五脏六腑、营卫经络、内外左右之气,是借用"心主之气"。因此,三焦气化与心气气化不可分割。心包络为心脏之外卫,代君行令,代心受邪。心为君主之官,五脏六腑之大主,十二脏腑皆听心所宣。然而此"行令"是心包络代替心行令宣化,三焦作为孤腑也要听令于心。因此,该功能是通过心包络与三焦相表里,三焦布气于心包络来实现的。所谓"布气"即指三焦将阳气散布于心包络,三焦气盛则心包络气盛,三焦气弱则心包络气亦弱。如此心包络有运行之权,即心包络可以代替心的功能下令于三焦,上传呈于心,而三焦则与五脏六腑相连,如此达到心"君主之官,五脏六腑之大主"的作用。心是授命于心包,通过三焦来调节五脏六腑,以实现其主宰脏腑之功能的。

第二节 关于三焦气化

一、气、血、津液、精生化源于三焦气化[1]

(一) 气之生化源于三焦气化

气是人体生命活动的根本。"三焦气化"指三焦之气在人体内的流注、宣化、输布和转化;是一个涉及上、中、下三焦,肺、脾、肾多脏的复杂过程。三焦气化是诸气化生之本。"三焦出气,以温肌肉,充皮肤",说明三焦是气化进行的场所,"气"主要有元气、宗气、营卫之气。

元气,又名"原气""真气",是人体最基本、最重要的气,是人体生命活动的原动力。其组成以肾所藏的精气为主。肾中精气以受之于父母之先天之精为基础,又赖后天水谷精气的濡养。宗气,是积于胸中之气,以肺从自然界吸入的清气和脾胃从饮食物中运化而生成的水谷精气为其主要组成部分。营卫之气,营气,是与血共行于脉中之气,与卫气相对,属于阴;卫气,属于阳,是运行于脉外之气。二者均主要来源于水谷精气。水谷精气正常生成运行离不开中焦之腐熟,上焦之宣发肃降,下焦之疏泄及纳气功能。因此不难看出,元气、宗气、营卫之气均有赖于三焦气化来化生。

(二) 三焦气化为津液化生之源

津液的生成有赖于中焦气化,其输布则在于上焦气化之宣发肃降,下焦气化之膀胱化气。《素问·经脉别论》说:"饮入于胃,游溢精气,上输于脾。脾气散精,上归于肺,通调水道,下输膀胱。水精四布,五经并行。"

(三) 三焦气化为精的生发之本

广义的精,指构成人体和维持机体生命活动的基本物质,包括气、血、津液、"水谷之精微";狭义的精,即肾中精气。人在出生之后,肾中精气的生生不息必须依靠上中焦化生的营养成分和脏腑生理活动过程中化生的精微物质来维持。如《素问·上古天真论》说:"肾者主水,受五脏六腑之精而藏之,故五脏盛,乃能泻。""先天之精"和"后天之精",二者相互依存;下焦的"先天之精"有赖于上中二焦"后天之精"的不断培育和充养,才能充分发挥其生理作用;上中二焦"后天之精"又有赖于下焦"先天之精"的活力资助才能不断摄入和化生。此等皆有赖于三焦气化来化生。

(四) 血之化生依赖于三焦气化

《医学传真》卷三云:"人身气血运用机关,气血之根皆在下,培养在中,发用在上",说明气血的化生是上、中、下三焦气化的结果。营气、津液是气血的重要成分,主要来源于水谷精微。张志聪在《侣山堂类辩》云"血乃中焦之汁……奉心化赤而为血",此外,他还明确提出"肾为水脏,主藏精而化血",故有"精血互生"之说。此处之精应包括中下焦之先后天之精。另《灵枢·营卫生会》曰"中焦亦并胃中,出上焦之后,此所受气者,泌糟粕,蒸津液,化其精微,上注于肺脉,乃化而为血",中焦脾胃消化吸收的水谷精微,化生为营气和津液等营养物质上输汇聚于肺,通过肺的呼浊吸清,化宗气以入血,肺之吸纳清气赖下焦肾之摄纳及呼吸才能保持呼吸的深度和吸入,肺之宣发清气赖肾的摄纳作用。还有精血互生,因此,血的生成有赖于上、中、下三焦的气化功能。

二、三焦气化总领五脏六腑的功能活动[1],是生命活动之本

(一)三焦作为气化之总司,总领五脏六腑的功能活动,是生命活动之本

《中藏经》曰:"三焦者……总领五脏六腑、荣卫经络、内外左右上下之气也。三焦通则内外左右上下皆通也。其于周身灌体,和内调外,荣左养右,导上宣下,莫大于此也。"五脏六腑通过三焦气化联系在一起。五脏除了以五行所属派生的相生相克关系之外,气化将它们紧密联系在一起,以维持人体正常的生命活动。气分阴阳,《类经图翼》说"五行即阴阳之质……所以行阴阳之气也",说明五行五脏是气之阴阳运动而来,是三焦气化的结果;又说"阴阳即五行之气",即五行五脏的功能活动必然是有协同生成"气"(阳)及"血津液精"(阴)等脏腑共同攸关的一类"精气"物质,体现气化的本质。故三焦气化是形成脏腑五行相生的内在关键。

《难经》曰三焦"气之所终始也""原气之别使也,主通行三气,经历于五脏六腑"。三焦是气的升降出入的通道,人体

的气处于不断地运动变化之中,通过三焦而输布到五脏六腑,流行于全身脏腑、经络、四肢百骸,无处不有,通过其推动、温煦、防御、固摄等作用参与人体的各种生理活动。五脏因此通过三焦气化相联系。故三焦气化实际上是脏腑经络总体功能的反映,为五脏六腑、表里内外联系的纽带,对各脏腑功能的协调平衡起到了至关重要的作用。

三焦是调节气、血、津、液、精的生化之源和升降出入的通道。三焦作为气化之总司,总领五脏六腑的功能活动,只有三焦气化功能正常,五脏正常生理功能才能得到保障,气、血、津液升降出入才能通畅,人体才会健康。三焦气化在脏腑功能的正常发挥中起到了举足轻重的作用。三焦气化功能正常,上、中、下三焦道路通畅,化生的营养物质则源源不断地在机体内部输送,五脏六腑之精微通过三焦气化在体内循环,完成气、血、精、津的输布和相互转化,使机体处于阴平阳秘的动态平衡状态。因此,三焦气化是维系生命活动之本(参见图2)。

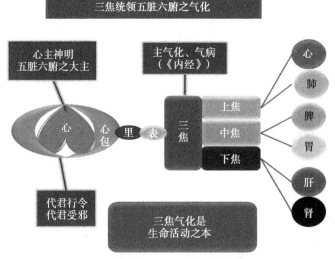

图 2　三焦统领五脏六腑之气化示意图

(二) 三焦气化与脏腑的生理病理相关

三焦气化调节着人体的生命活动。三焦气化功能正常,上、中、下三焦道路通畅,使下焦肾阳借助肝木之升温脾阳,运化水谷,水谷精微物质通过脾气升清降浊的功能上输于上焦肺,与肺中清气结合成宗气,通过上焦肺宣发肃降散布到五脏六腑,濡养五脏六腑、四肢百骸、经络皮部。完成气、血、精、津的输布和相互转化,使机体处于阴平阳秘的动态平衡状态(参见图3)。

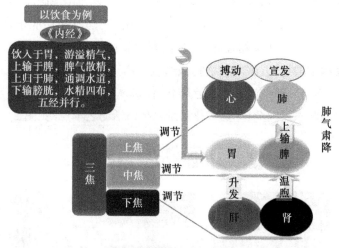

图3 三焦气化相生示意图

随着年龄增长或病邪损及人体,无论上焦心肺、中焦脾胃、下焦肝肾中的任何一脏(腑)气化功能异常,或者其气血津液升降出入不畅,都可导致三焦整体气化失常,五脏六腑功能受损,从而气血津液化生、运行、输布异常,内生风、火、湿、热、血瘀、痰浊、水饮、浊毒诸邪,从而引发诸多疾病。痴呆的发生则是三焦气化失常的典型例子。人体逐渐衰老,从而导致阴阳失调,导致三焦气化失常,进一步加重阴阳失调,则脑髓空虚,精神萎靡,久之记忆力下降,痴呆诸症状出现(参见图4)。

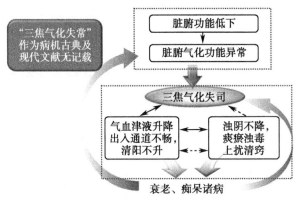

图 4 三焦气化失常示意图

第三章 三焦气化失常相关病证

第一节 病邪病证与三焦气化
密切相关

谈及病邪病证必谈病因病机。中医病因不外乎三因论，即外感六淫风寒暑湿燥火，内伤七情喜怒忧思悲恐惊，不内外因之饮食虚劳外伤虫兽。病机论则众议繁多，或因风火痰虚，或伤痰饮浊毒，或致气滞血瘀、癥瘕痞块，此番种种或为因或为果。谈病机必谈辨证，辨证则以"八纲辨证"为本，阴阳以为纲，表里以定位，寒热虚实以定性。虚实者，虚为正虚，多指五脏六腑、气血津液精之伤损亏虚；实为邪实，痰饮浊毒、气滞血瘀、癥瘕痞块皆在其内。三焦是六腑之一，三焦气化作为机体生理活动不可或缺的部分乃至生命活动之本，也必然参与在此类病理演化之中。就脏腑经络表里相关联络而言，三焦与心包相表里，心包为心之外围，代君行令、代君受邪；三焦上联心肺，中联脾胃，下联肝肾，在心主的指令下通调五脏六腑气机，即气化。《灵枢·经脉》云"三焦手少阳之脉……是主气所生病者"，即主"气病"。这里没有指明是什么气，应为机体所有的"气"，五脏六腑之气、宗气、元气等。也应包括"气化"，即五脏六腑的气化功能。所谓"气化"是指实体脏腑运行的功能表现。"气病"即五脏六腑等的功能损害的表现。因此，三焦气化与诸多病证息息相关。

一、三焦气化与虚劳内损

气血津液精皆为脏腑在三焦气化的协同下化生而得,因此脏腑虚损乃是起源。脏腑虚损后,首先是"自救",即动用所储藏之精以维持其功能;其次是"他救","他救"则是通过三焦气化协调其他脏腑来完成。三焦上应心包心主,承心主之令下调五脏六腑之气机,补虚泻实,以调脏腑气化阴阳平衡。例如强劳伤肾以致肾精亏损,则三焦气化在助力肾精气化的同时,三焦之中焦则助力脾胃气化运化水谷精微、生血转精,经三焦之通路上呈上焦以达心肺,宣发肃降至下焦以滋补肝肾。若脾胃虚损,则三焦气化在助力脾胃气化的同时,运作下焦气化助力肾阳气化温煦脾阳以助运化。若心肺虚损,则三焦气化在助力心肺气化的同时,运作下焦气化助力肝肾生精藏血,借肝气之升发、经三焦之通路上滋心肺。故有金水相生、肾水上济心火之说。综上所述,若脏腑"自救"与三焦气化"他救"相扶相济有力,则机体得以康复,反之则进入病态。当然,三焦自身已经处于病态也就不能协调脏腑康复,或者心、心包、三焦相继先病,还会波及脏腑。例如,临床常见的脑卒中发生的"脑胃综合征""脑心综合征"皆在此列,为三焦总领五脏六腑,三焦气化失常波及心、肺、脾、胃所致。

二、三焦气化与内伤七情

《素问·阴阳应象大论》曰:"人有五脏化五气,以生喜怒悲忧恐。"肝主怒,心主喜,脾主忧思,肺主悲,肾主惊恐。《素问·举痛论》曰:"百病生于气也,怒则气上,喜则气缓,悲则气消,恐则气下……惊则气乱……思则气结……怒则气逆,甚则呕血即飧泄,故气上矣。喜则气和志达,荣卫通利,故气缓矣。悲则心系急,肺布叶举,而上焦不通,荣卫不散,热气在

中,故气消矣。恐则精却,却则上焦闭,闭则气还,还则下焦
胀,故气下行矣……惊则心无所倚,神无所归,虑无所定,故
气乱矣……思则心有所存,神有所归,正气留而不行,故气结
矣。"可以看出,内伤七情之病病于"气",即先有五脏之气病,
气化失常,其后波及三焦,影响三焦气化,出现三焦气化失司,
从而导致或加重五脏六腑之病证。从现代医学的角度来看也
不难理解。前文曾提出"三焦或为内脏神经"之说。试想,人
们在有情绪波动之时,必然波及内脏神经,如不思饮食、心悸、
喘息、出汗、面红,甚至便溺等。

三、三焦气化与外感六淫

谈及外感六淫,必言伤寒的六经辨证和温病的三焦辨证。
伤寒主病于寒邪,其传变由表及里、由阳入阴,为横传,始于太
阳,终于厥阴。温病主病于温热,其传变由上而下经由三焦通
道,始在上焦手太阴肺,继而传入中焦脾胃,最后深入下焦肝
肾,为纵传;上焦之证在于肺气不宣,中焦之证于经证为大渴
大热大汗,于腑证则腑气不通、痞满燥实坚。两种辨证体系有
对立统一、一纵一横之妙,但究其病机,皆因寒凉温热之邪阻
经络损脏腑、损及三焦及脏腑气化所致。"邪之所凑其气必
虚"。反之,病邪所致,也源于脏腑虚损,三焦气化失司。

四、三焦气化与痰湿浊毒水饮

脾主运化水湿,正所谓"中焦如沤",是三焦气化助力脾
胃运化的功能体现。脾运化失司则生痰湿,故有"脾为生痰
之源,肺为贮痰之器"之说。痰湿日久,或为湿热,或为寒痰,
湿热寒痰皆可化毒。膀胱为"州都之官",膀胱气化以成尿
液,正所谓"下焦如渎",是三焦气化助力下焦气化的表现。
肾气虚膀胱气化失常,则致水饮潴留。凡此种种,三焦气化助

力不利应是其原因之一。痰湿浊毒水饮既与脾肾相关，机体由三焦气化调节上、中、下三焦所联脏腑，畅通三焦通道，助力气化，以宣发排泄痰湿浊毒水饮之邪，可由"自救"与"他救"相结合而获康复，反之则进入病态。若三焦同病或先病，亦可波及脏腑。温病之三焦传变即是例证。

五、三焦气化与气滞血瘀

气滞血瘀常与肝脾胃相关，涉及上、中、下三焦，由气病到血病。病邪所致脏腑及三焦气化不利、气机不畅导致气滞在其先，气滞日久导致血瘀在其后。此疾常首发于肝脾。怒则伤肝，肝气不疏，则克伐脾胃，忧思伤脾，均可导致气滞。气滞日久可致血瘀。三焦主"气病"，肝藏血，则主"血病"。《灵枢·经脉》云"是动则病腰痛不可以俯仰，丈夫㿗疝，妇人少腹肿"，是血瘀所见经筋与脏腑之病。三焦经、心包经互为表里，心包经与肝经同属厥阴，下焦又联肝肾，气血相连，三焦主"气病"，气滞在先，肝藏血，血瘀在后，故气滞血瘀与三焦气化密切相关。或三焦及脾先病，痰湿阻滞，亦可导致气滞血瘀。

六、三焦气化与癥瘕痞块

气滞血瘀既与三焦气化相关，也就与癥瘕痞块不无相关。《外科正宗》曰："忧郁伤肝，思虑伤脾，积想在心，所愿不得志者，故经络痞涩，聚结成核。"此文所述既有上焦所联心，又有中焦所联脾，还有下焦所联肝。七情所伤，初可为气滞之癥瘕，日久成血瘀之痞块。就虚而言，《外科秘录》曰："但天地之六气，无岁不有，人身之七情，何时不发，乃有病有不病者，何也？盖气血旺而外邪不能感，气血衰而内正不能拒，此所以六气之伤，伤于气血之亏，而七情之伤，亦伤于气血之乏也。"余听鸿《外证医案汇编》又曰"正气虚则为岩"。

既然外感六淫、内伤七情、饮食劳倦、痰湿浊毒水饮、气滞血瘀、癥瘕痞块皆与三焦气化息息相关,诸多病证发生发展之病机也就离不开三焦气化的生理病理变化。从"三焦或为内脏神经"的观点而言,三焦(内脏神经)与心包(丘脑)相表里,心包为心(大脑)之外围,即大脑 - 丘脑 - 内脏神经 - 脏器相关。内脏神经是调节各脏器功能的,内脏发病必然与神经调节密切相关,内脏神经发病也必然影响到内脏。例如,脑卒中的并发症"脑胃综合征""脑心综合征"等出现的呕逆吐血、冠脉供血不全、痰涎壅盛、呼吸窘迫等即是明证。

辨证施治是中医诊疗的灵魂,脏腑辨证在各种疾患的辨证中举足轻重。然而脏腑功能不离脏腑气机,气机之变与三焦气化息息相关。因此,诸多病证多与三焦气化盛衰密切关联,调理三焦气化成为疾病诊疗中的重要一环。

第二节　三焦气化失常是疾病关键病机

数千年来,随着中医学的发展,由张仲景创立的"六经辨证",发展到"脏腑辨证"、热病的"卫气营血辨证""三焦辨证"等一整套辨证理论和方法,在临床上确实行之有效,但也是"有得有失"。"得"是指对具体脏腑疾病的详尽的把握和分析,对主要病症的证治有着明确的靶向。因人体自身有着强大的自我调节功能,"脏腑辨证"等辨证治疗对于新病、急病、轻病、尚未明显影响其他脏腑的疾病是适宜的。其"失"在于,以上辨证思维方法强调了某脏某腑之证。

脏腑致病无一不影响三焦气机。如上焦热病可致食欲不振,即病情延至中焦,中焦脾胃病可引起情志障碍,导致上焦心病,下焦肾阳亏虚水肿,可致不思饮食、喘息不已的中、上焦病证。当然,一般是在病情加重,人体"失代偿期"时才出现。但并不能说明无影响,只是人体尚能"自身代偿"而已。随着人体衰老或病邪加重,此"代偿功能"日趋减退,则一脏一腑致病即可波及三焦。这也是诸多疾病可明显看到三焦气化失常的原因。因而,三焦气化失常常为诸多疾病的关键病机之一。

一、脑病

杨康强等认为中风是由饮食不节、起居失常、劳倦过度、年老体衰等因素导致脏腑功能异常,体内形成风火痰瘀等病理产物壅塞三焦,三焦气化失司。而三焦为一身气机之大主,气为血帅,气行血行,三焦壅塞,气机不畅,气滞血停而瘀滞脉络,导致气血不能濡养机体,脑脉闭塞,从而出现一系列中风证候。邪闭上焦,可合并发热、咳嗽、言语不清、吞咽困难等症状;邪闭中焦,可出现纳差,恶心呕吐,大便秘结,其中以中焦腑实的症状最为多见;邪闭下焦,可合并小便或不利、或失禁,双下肢痿痹无力等症状。并应用自组方剂宣通方治疗急性缺血性中风疗效确切[15]。

痴呆更与三焦气化失常密切相关。韩景献和其团队应用"三焦针法"治疗痴呆取得了良好疗效。在论文《"三焦气化失常 - 衰老"相关论》中阐述了这一观点。痴呆不是某单一因素所导致的单一脏器病变,而是涉及上、中、下三焦气化失常。脏腑辨证之从心论治、从肝论治、从胆论治、从腑实论治、从痰论治、从瘀论治、从浊毒论治等诸多观点,都只是对三焦整体气化失常当中某一发病环节的侧重。

血管性帕金森综合征是脑血管因素引起的继发性帕金森病,临床以非对称性肌张力增高、非静止性震颤、慌张步态、呆滞及左旋多巴疗效欠佳为特征。王雅娟等从三焦气化理论探讨了血管性帕金森综合征的中医病机,认为三焦气化功能的正常发挥需要各脏腑功能正常及其相互间协调,如三焦气化失司,气血津液精髓化生不足,脑髓筋骨失于濡养,气滞寒凝痰瘀加重脉道闭塞,不荣不通以致虚风内动发为本病。同时指出在治疗时应重视三焦气化的重要作用[16]。

多发性硬化是以中枢神经系统白质脱髓鞘病变为特征的自身免疫性疾病。在中医中归属于"痿病""肌痹""类中风""风痱""眩晕""青盲"等范畴中。郑贵泉等认为本病的发展过程与脑神关系密切,而脑神作用的发挥又离不开三焦的气化功能。因此,认为三焦气化失司为本病的病理因素之一[17]。

二、糖尿病

中医根据糖尿病不同的发病部位及临床表现,将其命名为"消渴""肾消""消瘅""膈消""肺消""消中"等。用三焦气化理论阐释消渴病的发病机制,首推唐·孙思邈,"凡积久饮酒未有不成消渴……遂使三焦猛热"(《备急千金要方》),指出三焦热是消渴病机。金·刘完素则在《宣明论方》中进一步指出,"消渴之疾,三焦受病也,有上消、中消、下消",认为"燥热太甚,而三焦肠胃之腠理怫郁结滞,致密壅塞,而水液不能渗泄浸润于外,荣养百骸",又言"然则消渴数饮,而小便多者,止是三焦燥热怫郁而气衰也明矣",指出消渴病机系三焦燥热怫郁,还与三焦气虚、气化失调相关。明·张介宾《景岳全书》在继承刘完素"消渴乃三焦受病"的基础上,将上、中、下三焦作为分辨消渴病位所在的理论依据,指出,"上消者,渴证也,大渴引饮,随饮随渴,以上焦之津液枯涸。古云其病在肺……又谓之膈消也。中消者,中焦病也,多食善饥……其病在脾胃,又谓之消中也。下消者,下焦病也,小便黄赤,为淋为浊……其病在肾,故又名肾消也。"

现代中医医家亦对此有不少研究。林友泉遵《黄帝内经》之言,认为五脏虚损为本,燥热、痰、瘀、湿浊为标,而发病的中间环节则是三焦气化不利。因此,他将疏理气机、化瘀除痰、润燥清热视为解决糖尿病病理的重要一环[18]。宋灵仙等在临床治疗 2 型糖尿病时,遵循中医针灸理论,以三焦气化失常为致病基础,采用针刺三焦经穴为主结合降糖药物的方法,取得了较好的疗效[19]。夏瑢认为,三焦气机郁滞,气、津、精流变障碍,构成了糖尿病前期的痰湿病理体质;三焦气郁化热、耗伤阴津为糖尿病的基本病机;三焦因燥致虚、致瘀则是糖尿病并发症形成的病理基础。其观点不仅体现了临床现有的对于糖尿病的治疗法则,更提出了从三焦气化方面来改善糖尿病易患体质,充分发挥了中医"治未病"优势[20]。孙建新等结合糖尿病肾病的中医病机及三焦功能,认为三焦气机瘀滞、水道不通、血络瘀阻贯穿了该病全程,治宜疏通三焦、调畅气机,并化裁柴胡汤、五苓散、四物汤、六味地黄丸而成"小四五六汤",用于临床治疗取得了较好的疗效[21]。

三、心系疾病

冠心病属中医"胸痹""厥心痛""真心痛"的范畴。《金匮要略》概括胸痹的病机为"阳微阴弦","阳微"是指上焦阳虚、胸阳不振,"阴弦"是指阴寒内盛,寒饮停滞。本病的发生多为年老体虚、饮食不当、情志失调、寒邪内侵等因素导致心脉痹阻不通,不通则痛。其病位在心,发病却与上、中、下三焦气化所影响的肺、肝、脾、肾关系密切。上焦中的肺主气、心主血,当肺卫受到外邪侵袭时,肺失宣肃,宗气生成不足,则运血无力而致心血运行不畅,出现气虚血瘀而发为胸痹心痛;同时肺通过宣发和肃降功能对水液的输布、运行、排泄起作用,肺气虚则可能引起水饮内停或痰湿内阻,从而影响血液运行出现胸痹心痛症状。中焦脾胃受气取汁，变化而赤则生血，且升清降浊而主运化。若因饮食不节、忧思过度或其他原因而伤脾，出现脾胃损伤或脾虚气结，一方面可致水谷不运，气血生化不足，胸阳无继，必致上焦阳虚；另一方面导致水谷输布障碍，滞而为湿，停而为饮，聚而为痰，阴乘阳位，闭阻心胸，则形成上焦阳虚，寒饮停滞的病理状态。下焦的气化功能主要为肝肾的气化功能。如若郁怒伤肝，肝失疏泄，肝郁气滞，甚则气郁化火，灼津成痰，无论气滞或痰阻，均可使气血瘀阻，胸阳不运而发病。心血赖肾之阴精的补充，如肾阴不足，则心阴失之濡养引起心阴耗损，肾又内寄元阳，为一身阳气之源，如肾阳亏虚，则不能鼓动五脏之阳，导致心阳不足。而这些又可使气血运行不畅，久之致气滞血瘀而发为胸痹心痛。河南的张国泰主任医师、深圳的陈潮主任医师等多位中医药专家结合多年的临床观察和实践均认为本病与三焦气化功能失常密切相关，且从调理三焦气化功能治疗该病，疗效确切[22,23]。

　　慢性心力衰竭是临床极为常见的危重症。近几年来，已有诸多医家将"三焦气化"引入了慢性心力衰竭的病机分析及临床治疗中。杨祥坤认为，慢性心力衰竭患者的舌脉均为三焦壅塞、痰瘀水停之象，在阐述病机时以肺为病机关键所在，制定了宣导三焦、泻肺豁痰、活血利水之法，临床取得较好疗效[24]。王强等在分析三焦的病生理之后认为，三焦壅塞实为慢性心力衰竭的病理基础，并提出治疗心力衰竭以通利三焦为治疗目的，以标实者就近祛邪、本虚者固本调气为具体治法[25]。一些研究者在分析三焦生理及病理的基础上，将慢性心力衰竭早、中、晚三期的病生理变化与三焦气化的改变相对应，并从三焦气化的角度进行解读。华新宇将慢性心力衰竭的病机概括为：心气虚→心阳虚→三焦失利、气水代谢失常→水不循常道、水停脏腑→三焦壅塞、痰瘀水停→脏腑阴阳俱虚与三焦壅塞虚实夹杂这样一种恶性循环[26]。白颖舜等在分析机制的基础上提出了温补心气、疏导三焦、行气利水的治疗法则,并指出用药时除了选用人参、黄芪、丹参、柏子仁等补心气、安心神的药物之外,还应当考虑发病时间、部位及上、中、下三焦的不同特性分而治之[27]。韩钟伟对给予宣化三焦法治疗及常规西药治疗的每组30例患者进行临床疗效观察,结果显示,宣化三焦法治疗组总有效率远高于常规西药治疗组,并且治疗组同时还能改善左心室功能指标,降低血浆脑钠肽水平[28]。

四、肿瘤

中医学对恶性肿瘤有较早的认识。在宋代以前的文献中存在大量对癌症病机、症状的记载,并将其称为"积聚""瘤""岩""肠覃""息贲"等。

现代多位医家认为三焦气化失司是肿瘤的关键病机所在,治疗宜从三焦论治。何伟认为肿瘤的发生、复发及转移虽是复杂的多因素系统作用的结果,但纵观脏腑功能活动的推动激发,气血精津的生成、运行、代谢,人类自然衰老进程,肿瘤病变演变、常见症及并发症表现等,均与三焦气化功能密切相关,三焦气化不利的程度及范围,既是病变程度及预后转归的主要判定依据,也是指导方剂、针灸、食疗、心理、气功等中医药防治手段实施的理论依据[29]。贾英杰认为三焦气机失调是癌毒形成的根源,并强调疏利三焦法在肿瘤治疗中的作用,以调代补,认为三焦通则内外左右上下皆通,通则受补,并据此提出气机失调致瘤说,认为畅达纵横之气,应以三焦通利为期,力在协调气、血、痰、瘀的关系,在治疗中寻求动态平衡[30]。杨文娟、沈敏鹤则将三焦理论应用于辨治肿瘤的临床工作中,从三焦理论出发建立了有效的用药法则[31,32]。

五、肺系疾病

慢性阻塞性肺疾病是临床常见的老年病,根据其症状特点,属于中医学"肺胀"范畴。叶文彬等认为三焦气化失司是慢性阻塞性肺疾病多脏器气阳亏虚的主要机制,也是慢性阻塞性肺疾病气机逆乱、虚火痰瘀化生的根源。三焦辨证和脏腑辨证相结合是多脏器论治慢性阻塞性肺疾病的桥梁,治疗中通调三焦、益气温阳必须贯穿慢性阻塞性肺疾病治疗的全程,急性加重期顾护阳气、通调三焦是祛邪伏火的基础,稳定期扶正培元、涤荡余邪是求稳防变的关键[33]。

慢性支气管炎为临床所常见。陈晓宏认为慢性支气管炎的发生和发展,与脏腑功能失调与衰退,特别是肺、脾、肾三脏功能的失调与衰退有密切关系,同时明确指出三焦气化失利是慢性支气管炎病机的关键[34]。

顾恪波认为喘证论治过程中,欲理顺呼吸之气机,须从上、中、下三焦进行调理,常可收意外之效[35]。

阻塞型睡眠呼吸暂停低通气综合征,为临床常见病、多发病,由于临床表现复杂,中医对该病的认识尚不统一。陈海团队结合中医理论与临床实践,提出了该病的核心病机为三焦气化不利。上焦气机不通,肺气不宣、气机瘀滞,进而影响到中焦,脾不健运,津液不行,清浊不分,或中焦气化不利在先,痰浊内生,逆而上行而阻滞肺之宣发肃降功能;病至下焦,肾与膀胱气化功能受损,而并发诸病。治疗总体原则即为通调三焦,畅通呼吸。对于早期患者,主要是从畅通上焦气机着手;对于中期有症状但无严重合并症者,则应在宣发肺气的基础上,调理中焦;对于有并发症较多者,当通调三焦,从肺、脾、肾三脏入手[36]。

六、肾脏疾患

肾脏疾病的主要临床表现有蛋白尿、血尿、水肿、高血压、肾功能不全等。中医根据其临床表现，归属于"腰痛""水肿""虚劳""尿浊""肾风"等范畴。近年来不少医家从少阳三焦论治肾脏疾患。

黄文政在治疗肾脏病方面非常注重疏利少阳。在中医"少阳主枢""三焦者，决渎之官，水道出焉"等理论的基础上，提出少阳三焦枢机不利为肾脏疾病的关键病机。在治疗中应重点发挥少阳三焦的整体疏导调节作用，通过疏利少阳三焦，使气机得以枢转，脏腑功能得以协调，从而恢复人体内环境动态平衡。研制的肾疏宁方、肾炎3号方等在治疗IgA肾病、慢性肾炎、乙型肝炎病毒相关性肾炎、慢性肾衰竭等肾脏疾病方面都体现了"疏利少阳、标本同治、整体调节"的指导思想[37-41]。

曹恩泽在长期临证实践中认为慢性肾衰病程冗长，病因病机繁杂多变，但脾肾亏虚为本及浊毒瘀血蕴结为标的基本病机不会轻易变化，而其病机之关键当为浊毒弥漫三焦。临证之时要抓住浊毒弥漫三焦的病机关键，依据三焦辨证理论结合慢性肾衰具体病程演变，确立辨证治疗规律[42]。

曹式丽对局灶节段硬化性肾病重视从少阳三焦论治。认为肾络瘀阻、三焦不畅交互为病是该病进展的关键所在，少阳三焦枢机不利，气化失职，则津液布散失司、决渎失职、气化失常、封藏失宜，水湿内蕴、精微下泻发为水肿、蛋白尿。从而确立疏利三焦以去水肿、固蛋白，畅通肾络以复肾元的治疗大法[43]。

万兰清认为急性肾功能衰竭主要在于三焦气化不行，故调畅三焦气机实为治水之根本大法。运用宣畅三焦方为主治疗急性肾功能衰竭 110 例,总有效率 96.36%,并对其主方宣畅三焦方从免疫、肾功能、能量代谢等方面进行了动物实验研究,证实本方具有明显调整免疫失调,改善肾功能和能量代谢的作用[44]。

张良登观察自拟肾病方组(主调上焦方 + 主调中焦方 + 主调下焦方)治疗慢性肾小球肾炎的临床疗效,探讨从主论三焦方向治疗本病的临床有效性。两组患者均应用常规治疗方法,试验组加用肾病组方治疗 6 个月。结果显示两组总有效率分别为 85.17%、62.16%,另外,肾功能尿素氮、血肌酐、24h 尿蛋白定量治疗后试验组数值均低于对照组,上述差异均有显著性意义。提示应用肾病方组从主论三焦方向治疗慢性肾小球肾炎确有一定的临床疗效[45]。

周学萍在治疗难治性肾病综合征过程中,认为三焦不利是主要病机所在,也是导致临床治疗棘手的重要因素,在补虚固本、化瘀利湿治疗时,不可忽略少阳三焦的疏利[46]。

七、肝病

目前,包括乙型肝炎在内的各种肝病严重危害人类健康,李志国等认为三焦失调与多种肝病的发生、发展变化关系密切。内伤七情、饮食所伤或外感湿热火毒等邪气,均可致中焦气机失调,渐致三焦气机不畅。湿热邪气亦可弥漫三焦,中焦为三焦气机升降之枢纽,枢纽受损,而致三焦壅塞,临床可见纳差、胸闷、腹胀、口干、口苦、胁痛或身目发黄等肝病;三焦气化失司,决渎无权而致水道不利,导致水湿停蓄腹中形成腹水;三焦壅塞,气机不利,脾气不能散精于肺,聚而生痰,郁而为瘀,痰郁瘀胶结难解而成胁下积块。在治疗上总以调理三焦为治疗大法,以"治上焦如羽,非轻不举;治中焦如衡,非平不安;治下焦如权,非重不沉"为肝病治则[47]。

马菁蔓等认为元气虚为发病之标,三焦不畅为发病之本,三焦为元气的通道,三焦受阻,则元气无以畅达脏腑经络,气血受阻聚而为痰为瘀,阻于肝络。治疗中应用重在疏肝、健脾、祛湿、化痰、活血等治法畅三焦气化,同时,还应根据病情,用滋补肾阴或温补肾阳之法以充元气调补下焦[48]。张春光等治疗脂肪肝伴血糖异常患者,采用畅利三焦降浊法以畅利三焦、祛痰降浊,临床疗效显著。药物取杏仁、白豆蔻、苍术、白术、陈皮、薏苡仁、茯苓、泽泻、通草等,开上、畅中、渗下,共奏宣化表里、分消上下之功。配胆南星、半夏、白芥子化顽痰以除浊气,地鳖虫、郁金活血化瘀通络[49]。

慢性乙型肝炎归属于中医学"黄疸""胁痛""臌胀""积聚"等范畴,亦有不少人根据其为病毒感染而提出"肝瘟"病名。刘红书等认为本病为湿热之邪外感或内生,其发生往往内外相因为患,其病涉三焦,而以脾胃为主,波及肝胆,其病理特点是"湿热、肝郁、脾虚、阴虚、血瘀",只是不同病人在疾病的不同阶段主要矛盾各有侧重,早期以湿热毒蕴为主,其后脾气虚弱,或阴虚,或血瘀,渐至肝脾肾俱病,而"湿热"病邪始终贯穿于本病的整个发展过程中。因此,祛除湿热病邪理应成为治疗本病的重要法则。治疗上运用叶天士治疗湿热温病的"分消走泄"法,分消上下之势,宣通上下气机,开郁行滞,通调三焦,行气化湿,使湿热邪气从上、中、下三焦得以消除[50]。

肝硬化腹水属中医"臌胀"范畴,为临床常见难治病症,我国古代就将其列为"风、痨、臌、膈"四大顽症之一。关幼波将本病的病机归为气血运行不畅,气郁血滞,肝、脾、肾三脏功能失调,以致聚水而为胀,最终三焦气化不利出现水湿停聚。治疗上注意疏利三焦以行水,临床上常用麻黄、杏仁、葶苈子、防风等宣通肺气,以开发上焦;用白术、茯苓、薏苡仁、川朴、大腹皮等健运脾气,以理中焦;选用肉桂、桂枝、防己、木通、车前子、猪苓、赤小豆等温肾通关,以利下焦[51]。肖冰等认为本病的病机关键在于三焦决渎无权、气化失司,继而影响气、血、水的正常运行,导致气、血、水相互搏结,停聚腹中,在临床上从调理三焦入手以纠正气、血、水三者的病理转机,从而治疗肝硬化腹水[52]。

八、泌尿生殖疾病

前列腺增生可归属于"癃闭"范畴,颜德馨辨治前列腺增生,重视三焦气化功能,应用"温肾化气法,升清降浊法,宣畅肺气法"三法以达畅通气机之目的,周国义对于该病,认为老年男性年老体衰,肾阳衰微,不能温煦推动精血正常运行,从而导致瘀血败精阻滞下焦,致使三焦运化失司,气化功能低下,水液代谢障碍,造成小便不利,此为引发"癃闭"的最重要的原因。治疗须培补三焦且以下焦为重[53]。

反复尿路感染多属中医"劳淋"范畴,多见于老年女性,常表现为尿常规感染指标异常,但下尿路刺激症状多不明显,表现为尿频,夜尿多,尿有余沥,小腹坠胀感,时感小便滞涩,常伴腰酸腰冷、神疲乏力,尿常规长期有白细胞。孔薇认为本病病位在肾与膀胱,涉及肝脾、三焦,基本病机为本虚标实,虚实夹杂。治疗中重视疏利少阳三焦,助膀胱气化,常以苦杏仁、蝉蜕宣肺以清上源,厚朴、苍术、茯苓、薏苡仁、甘草燥湿醒脾以行中焦之气,以柴胡、白芍、陈皮、醋香附等疏肝以畅"少阳枢机",黄芩、栀子泄热,以宣上通下,佐以萆薢、菖蒲分清利湿,则三焦水道畅通,湿热瘀血得以出路[54]。此外,黄文政教授认为,儿童及中青年女性泌尿系感染者多为少阳枢机不利、湿热内阻所致,治以和解少阳,清热利湿解毒,方用柴苓汤。柴苓汤由小柴胡汤和五苓散组合而成,为改善三焦气化的代表方[55]。

女性尿道综合征又称为症状性无菌尿、无菌性尿频 - 排尿不适综合征,是妇女常见的临床征象。表现为突发的尿路刺激症状,包括尿频、尿急、尿痛等,而尿液检查往往无异常表现。李曰庆认为本病的基本病机以肾虚为本,湿热瘀血为标。李教授治疗本病非常重视调理三焦,同时指出上焦治宜补肺,可选用黄芪、桔梗、桑白皮、干姜等药;中焦治宜健脾,可选用茯苓、白术、薏苡仁、砂仁等药;下焦治宜温肾,可选用肉苁蓉、巴戟天、肉桂、附子、车前子、川牛膝、通草等药[56]。

弱精子症属中医学"精少""精薄""无子"范畴。牛阳认为本病多责之脾胃,病机当属痰湿、热邪壅滞致三焦气机失调,湿热下注,扰乱精室而发病。牛教授临床善用三仁汤化裁辨治本病。该方既投利湿化浊之药,又用清热宣散之品,既宣利上焦气机、畅达中焦脾胃,又疏导下焦郁热,故而弥漫三焦之湿热毒邪俱除,精室安和,则能生子[57]。

王振录认为阳痿病机之一为湿邪壅遏三焦,郁闭气机,肺脾肾气化功能失常,致宗筋弛纵不收。临床以升上、宣中、渗下,用具有宣通三焦气化功能的"三仁汤"加减,治疗每获良效[58]。

九、免疫疾患

干燥综合征是一种以侵犯唾液腺和泪腺等外分泌腺、高度淋巴细胞浸润为特征的系统性自身免疫性疾病,患者除有明显的口干、眼干等干燥症状外,还可伴发其他脏器损害。张晓强等通过大量的临床观察认识到,根本病机在于三焦气化失司,津液敷布失常,不能濡润脏腑器官、四肢百骸。其病位在三焦,与肺、脾、肝、肾(膀胱)密切相关。临证时运用化气布津法,使三焦气化功能正常,人体水液循行有序,则口眼肌肤润泽[59]。于洪等临床治疗干燥综合征,将其病机辨为三焦气化、相火功能失调,少阳三焦瘀阻,影响气血津液输布,最终导致少阳三焦枢机不利,并以和解少阳、疏利三焦为治则指导治疗,收到显著疗效[60]。

系统性红斑狼疮属于免疫性疾病,临床表现为包括皮肤在内的多个器官组织受损。病情复杂,治疗有难度,是中外学者研究的热点。周荣双等从三焦气化角度探讨了本病的病变机制,提出"三焦气化失常 - 系统性红斑狼疮"相关论,认为本病不是某单一因素所导致的单一脏器病变,而是涉及上、中、下三焦多个脏腑,是由于三焦气化失常,气血精津衰败,痰瘀浊毒滋生,阴阳失调所致。所谓从虚论治、从瘀论治、从毒论治等诸多观点,都只是对三焦整体气化失常当中某一发病环节的个别侧重。从调理三焦气化功能着手,方能治本[61]。

十、其他

失眠中医称为"不寐""不得眠""不得卧"等。多位医家在继承中医不寐为"阳盛阴衰,阴阳失交"的传统观点外,尚提出三焦气机不畅为不寐的主要病变基础,并进行了相关的临床研究。马云枝认为,顽固性失眠的主要病机为三焦气机不畅,导致脏腑经络及气血津液功能失常,而产生"五邪"及痰饮、瘀血、气虚、血虚等。这些致病因素与外感六淫、吐泻、伤食等均可引起失眠,但在疾病发生发展过程中,由于邪气的特点和脏腑的生理特性而使疾病表现为某些脏腑邪气偏盛和功能失常,导致三焦气机不畅。上、中、下三焦任何一处气机运行受阻均可导致失眠。治疗重在调畅三焦气机,交通心肾[62]。陈建权课题组认为三焦决渎功能失司致使气道涩、营卫通利失常是不寐之关键。应用通利三焦针法,形成"疏调三焦,行气活血,蠲化痰浊"之势。通过临床研究发现,通利三焦针法可以显著改善睡眠结构,其调整在于增加深睡眠时间和快波睡眠时间[63]。杨珀应用三焦针法治疗115例失眠患者,结果显示三焦针刺组总有效率显著高于艾司唑仑对照组,且治疗后评价指标匹兹堡睡眠质量指数量表方面,三焦针刺组的睡眠质量、入睡时间、睡眠时间、睡眠效率、睡眠障碍总分均显著低于对照组[64]。

庄曾渊治疗眼疾黄斑病变,其症状为视直如曲,认为该病变以神经上皮/色素上皮浆液性脱离为主,而水湿停滞是津液输布异常的征象,以三焦气化不利、气郁水停为病机特点。气化不利为先,继则气郁水停,虚实夹杂,升降失司。治疗以疏畅三焦、行气利湿、调肝健脾为法,和解少阳,采用小柴胡汤合当归芍药散加减治疗本病,临床每获良效[65]。

月经病是妇科临床多发病,以月经周期、经期或经量异常为主,或伴随在月经周期内或在绝经前后出现一系列症状。临床常见的有月经先期、后期、先后无定期、崩漏、闭经、痛经等。宋扬扬等认为三焦是月经物质基础的生化之所和升降出入之道,三焦气化是月经活动的总司。三焦整体气化异常则血精液或生化乏源、或升降出入不畅,反过来影响脏腑功能,形成恶性循环,使脏腑的功能更为低下,影响脏腑与月经的生理联系,进而导致经水行止异常。在临床治疗月经病中发现,以通调三焦理论为指导的针刺疗效显著、不良反应小、安全性高[66]。

便秘在临床中发病率较高,在老年患者当中尤为严重。中医学普遍认为该病由多种原因引起,但主要不外热、实、冷、虚四个方面,病机关键为大肠传导功能失常,与肺、脾(胃)、肝、肾等脏腑功能失调关系密切。徐昭认为三焦气化失司是各种病因导致便秘发生的关键中间环节,从三焦气化论治便秘是对以往中医论治便秘的总结和概括。同时,在此理论指导下,运用三焦针法及三焦腹部推拿法,从三焦气化论治便秘,效如桴鼓[67]。

综上,我们认为三焦是气血津液(精)升降出入的通道,三焦所联脏腑是气血津液(精)的生化之所,三焦气化总领五脏六腑功能活动。三焦不通,三焦气化不利必会导致百病丛生。因此,疾病治疗时要首先考虑调三焦之通道,理三焦之气化,从而使遭受病痛的人们首先恢复气机平和之态。三焦通道通畅,三焦气化如常,则气脉常通,气血津液精生化输布有序,其人则高寿无疾。

中篇
临床篇

三焦气化是生命活动之本,三焦气化正常则人体健康,三焦气化失常则出现各种病症。特别是随着年龄的增长,三焦气化功能日趋渐弱,更加不知摄生,外感六淫、内伤七情、饮食劳倦,诸病皆生。基于对三焦气化理论的深入认识及新的诠释,确立了调补三焦的"益气调血,扶本培元"的治疗法则,创立了"三焦针法",同时以"三焦气化失常 - 衰老"相关论及"三焦气化失常 - 疾病"相关论为基本视点,临床上观察诊疗了多种疾病,特别是老年相关及慢性疑难病症,如痴呆、帕金森病等,取得了较好的临床疗效。

在本篇里,将从中医辨证、三焦理论分析、辨证治疗等各方面一并阐述。

第一章 三焦针法

第一节 从"益气调血，扶本培元针法"到"三焦针法"

2000 年，笔者在总结三十余年的临床实践经验，采用大样本中医证候流行病学调查及文献分析的基础上，提出"三焦气化失常 - 衰老"相关论，认为三焦气化失司是衰老和老年性疾患的关键病机，主张从调理三焦气化角度延缓衰老和防治痴呆，并据此创立了"益气调血，扶本培元针法"。临床及基础实验皆证实此针法可延缓衰老治疗老年期痴呆。随着此针法在临床的扩大应用，在帕金森病、帕金森叠加综合征、多系统萎缩、脊髓小脑疾患等神经变性类疾患、脑血管病及并发症、更年期综合征、失眠等多种疾病的治疗中也取得了良好的疗效。这显示多种疾患与"三焦气化失常"密切相关，也就凸显出了此针法调节三焦气化的良好作用。

2010 年，为了更加强调燮理三焦气化的真谛，同时也使名称更加简洁，笔者特将"益气调血，扶本培元针法"正式更名为"三焦针法"。"益气调血，扶本培元"是"三焦针法"调理三焦的作用内涵，同时也是对"三焦针法"作用机制的简要诠释。

"益气调血，扶本培元"实际上是对"三焦气化失常"的调节治疗法则。益三焦之气化，调补脏腑之血，"本"在三焦气化、后天之本脾胃，气化如常，则阴阳调和，一画开天，贵在阳气畅达;"元"为先天之肾元、元气、元神,调补先后天之本,充养元气,元气笃实,则上可养元神,下可益脏腑调生气血。此治疗原则体现了从气论治,由气入手,先后天并治,重在调三焦之气,体现了笔者学术思想最精髓的部分,即重视三焦整体的气化功能,也就是气机的调理。以调为补,以调为泻,调理脏腑经脉气血的运动气机,以气调血,以气调津,以气调神。一言蔽之:"重三焦,畅气机。"

第二节　三焦针法

一、针刺处方及方义

(一)针刺处方

1. **主穴**　膻中、中脘、气海、血海、足三里、外关。

2. **配穴**　①肝阳上亢加太冲;②髓海不足加绝骨;③痰湿内阻加丰隆;④血瘀加膈俞;⑤内热炽盛加内庭;⑥腑气不通加天枢;⑦肾气不足加关元。

(二)操作方法

1. **针具**　选用 30 号或 32 号 1.5 寸针灸针。

2. **施术要求**

(1)膻中:针尖向上斜刺,沿皮 30° 斜刺进针 0.2~0.5 寸,施小幅度高频率捻转补法 30s。

(2)中脘:直刺 0.5~1.2 寸,施呼吸补法结合小幅度高频率捻转补法 30s。

(3)气海:直刺 0.8~1.2 寸,施呼吸补法结合小幅度高频率捻转补法 30s。

(4)血海:直刺 0.8~1.2 寸,施平补平泻捻转手法 30s。

(5)足三里:直刺 0.5~1 寸,施小幅度高频率捻转补法 30s。

（6）外关：直刺 0.3~0.5 寸,施平补平泻捻转手法 30s。

（7）太冲：直刺进针 0.5~0.8 寸,捻转泻法。

（8）绝骨：直刺进针 0.5~0.8 寸,捻转补法。

（9）丰隆：直刺进针 0.8~1.2 寸,提插捻转,泻法。

（10）膈俞：沿皮向内斜刺进针 0.5 寸,针尖向脊柱方向,平补平泻。

（11）内庭：直刺进针 0.3~0.5 寸,捻转泻法。

（12）天枢：直刺进针 0.8~1.2 寸,平补平泻。

（13）关元：直刺进针 0.8~1.2 寸,提插捻转补法。

（三）方义

1. **膻中穴** 是任脉腧穴,位于胸骨中线上两乳头之间,平第四肋间隙；为心包络之经气聚集之处,乃心包络之募穴,《灵枢·根结》言“厥阴……络于膻中”；是任脉、足太阴、足少阴、手太阴、手少阴经的交会穴；又名上气海,《灵枢·五味》篇说“其大气之抟而不行者,积于胸中,命曰气海”；《难经》将其列为八会穴之一,名曰气会,为宗气之所聚,《灵枢·邪客》指出,“宗气积于胸中,出于喉咙”。宗气可“走息道”而“行呼吸”,“贯心脉”而“行气血”,从而推动调理气血的运行。

2. **中脘穴** 又名胃脘、太仓,为任脉经穴,位于脐上 4 寸,乃胃经经气聚集之处,为胃之募穴；任脉、手太阳、手少阳、足阳明经的交会穴,又为六腑之会穴。《会元针灸学》：“中脘者,禀人之中气,营气之所出。在时而论,春为阳中,万物以生,秋为阴中,万物以成,常夏居四季之中,当脾胃之合,脾胃居肺肝心胃之中,当于上中下胃脘之中,故名中脘。”中脘总司中焦之气,可调节脾胃之功能。而脾胃为后天之本,气血生化之源,一方面助水谷之精气化生气血,“以荣四末,内注五脏六腑”；资充先天之精,共同濡养髓海。另一方面可疏调中焦气机之升降,为三焦整体气机升降出入之枢纽。

3. **气海穴** 又名脖胦、下肓、下气海。亦为任脉经穴,位于脐下一寸五分。《难经·六十六难》说"脐下,肾间动气者,人之生命也,十二经之根本也",《铜人腧穴针灸图经》称之为"生气之海",气海位居下焦,两肾之间,为肾元之气生发之处,能总调一身阴阳之气。元气根于肾,乃肾精所化生的肾气,能够推动人体的生长发育,促进各脏腑生理活动,是人体中最重要最基本的气。王清任指出:"人行坐动转,全仗元气。若元气足,则有力;元气衰,则无力。""目视耳听,头转身摇,掌握足步,灵机使气之动转也。"说明元气是包括脑主神明在内的人体生理功能的原动力。随着人体的衰老,元气为劳倦、疾病、情志所伤,即耗损肾精,而气海历来作为养生长寿之保健要穴。《针灸大成》载:"主伤寒,饮水过多,腹胀肿,脏虚气惫,真气不足,一切气疾久不瘥,肌体羸瘦,四肢力弱……"故补之可培补元气,益肾填精,奏延缓衰老之功。

4. **血海穴** 可调血气,理血室,使血气归流,导血归海。《会元针灸学》云:"血海者,是心生血、肝藏血、肾助血,肾之阴谷,肝之曲泉,脾之阴陵泉皆生潮之处,三阴并行,通血之要路。"血海又名血郄,是血液聚敛归合之处,因此血海调血,是其统血、生血、摄血、活血的有机体现。能益气统血、活血化瘀、养血生新,为治疗血病之要穴。

5. **足三里穴** 为足阳明胃经之合穴,胃腑之下合穴,脾胃为气血生化之源,胃经又为多气多血之经,故足三里可调理脾胃功能,以促气血化生之功,助运化水湿之力,蠲化痰浊,使髓海化源充足,脑清窍利。

6. **外关穴** 既为手少阳三焦之络穴,联络手厥阴心包与手少阳三焦两经,疏通两经经气,调理和维系三焦与心包之功能,梳理三焦通道,通调三焦之气血,总调上、中、下三焦脏腑气机,使其上下通达,联络有系,以相互配合,补虚泻实;外关又为八脉交会穴,通达维系人体诸阳经的阳维脉,调理全身阳经之气血。

总之,方中以外关、膻中、中脘、气海相配调补上、中、下三焦之气,重在调畅三焦气机通路;膻中与外关相佐,意在上焦,以补益肺气、调补宗气、行气血;中脘、足三里、血海联外关,意在中焦,以补益脾胃之气、扶后天之本、生气血、化痰浊;气海与外关相佐,意在下焦,以滋补肝肾、填补先天之本;血海兼行气养血。六穴通过调节三焦各部气机,进而调节三焦各部所属脏腑的气机,既各司其气,又上下贯通,融为一体,协调共济,以保证全身气化功能的通畅条达,共同维持"上焦如雾、中焦如沤、下焦如渎"的三焦气化之生理状态,使全身气机流畅,气化守常,共奏益气调血、扶本培元之功。随证辨证灵活选用配穴,充分体现了同病异治的中医治病之特色(参见图5)。

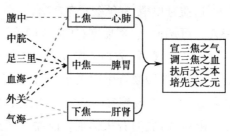

图5 三焦针法方义

二、针法特色

(一) 重调脾胃,以利化生输布

本针法总有六穴,取三穴三经重调脾胃,即任脉之中脘,胃经之足三里,脾经之血海。三穴之中,中脘位于阴经之海的任脉上,为阴经之阳穴,有阴生阳之意,伍以足三里和血海,阴阳相配,重调脾胃以利气血生化之源,为人生命维持之本,"有胃气者生,无胃气者死"。三穴三经既可共助脾胃腐熟水谷,调节脾胃之气,使胃气得降,脾气得升,一升一降,使人体气机得以运化,镇静安神,调补气血,主治脾胃虚寒、气血亏薄或一切脾胃疾患,以及心神不安、心悸失眠等属于气血虚衰者;又可疏调气血,益肾健脾,祛湿消肿,主治脾湿蕴热、腿膝肿痛及血虚肝旺、面白肢倦、脾肾不足者。三穴相配,补中有行,补而不滞,阴阳协调,温而不燥。若见脾虚胃热,则可泻中脘,以导滞热;若见脾胃不和,清浊不分,上吐下泻,则可补中脘以升清气,泻足三里以降浊气,加上血海以调和阴阳,则中气调畅,气血调和,阴阳得以续接。针法以六穴中之三穴调节脾胃,涉及三经,从不同方面调节脾胃,故该方重调脾胃。

脾胃为三焦之枢要,联系上下两焦,关乎气血津液精之相互转化和输布,其承上启下为人体气机气化之要。脾胃在肾阳的温煦下腐熟水谷,其精微靠脾之升清而输布,糟粕靠胃之降浊而排出,先天得补,五脏得润。

(二) 以经巧立君臣佐使,注重整体

针方中共用四经,任脉、胃经、脾经和三焦经。任脉为人体阴经之海,起于胞中,下出会阴,上行至颔,终于眶下,贯通人体腹面,沟通上、中、下三焦,内联五脏六腑,为气血津精的生化和输布提供了大通道。依此,气机得以升降,气化得以运行,与督脉上下相通,如环无端,阴阳互生互化,变化无穷,故任脉在本方中统领三焦之气为君;脾胃为气血生化之源,脾胃两经居于任脉两侧,左右卫护,以络相通,该二经共为臣;三焦经居于人体外侧,以三焦作为通道,能够通调三焦,为佐使之用。该针刺组方巧妙地以四经组以君臣佐使,以整体带局部,立中医大整体之意。

(三) 从气论治,以利气机气化

用针之要,在于调气,气至而有效。五脏六腑之功能皆秉于"气",三焦气化为生命之本,其始动于肾,源于肾,助于脾,

达于肺,布于体,故其治必重"气"。此方诸穴中,气穴有三。膻中,为上气海,宗气汇聚之所;中脘,为中焦之气会,乃胃经经气聚集之处,通于水谷之海;气海为元气生发之所,为"生气之海"。从气论治,其意有二:一调气机,二调气化。

六穴合用,可调气机。方中重用任脉,膻中、中脘和气海配以外关可调上、中、下三焦之气,脾气升以输布精微,胃气降以泌排糟粕,肝气升以疏泄气血而调全身气机,肺气降以宣发精微作雾露之溉,使气机升降有序,升者当升,降者得降,三焦通道及气机运行通畅,使气出入脏腑,以生长壮老已,使气上下升降,以生长化收藏,如是肾精可上行以充脑髓,血津可四注而润五脏,气血运行舒畅,可谓流水不腐,户枢不蠹。

六穴合用,又可调气化。气血津液精在气化的作用下可相互转化,相资为用。气为阳,而气海为气之大海,其穴位于阴经之海的任脉上,取之阴中求阳及阴阳互生之意。《难经·六十六难》言其重要性曰"脐下,肾间动气者,人之生命也,十二经之根本也",可见气海为元气之所发,根于肾,刺之,不仅可生气、调气,亦可补肾。气为阳,自会增强肾温煦脾胃之功。六穴合用,益气作用甚强,可促气生化血和津液,增强气对血及津液的运行和固摄之力。同时,脾胃功能增强,水谷精微变化而赤而为血,生源充足,在气化作用下,血化气,血生精之功亦增强,血、津液、精相互生化,相依为用,气机条畅,则正气可存,邪不可干矣。

"三焦针法"精选六穴,重用三胃穴、三气穴,抓住中焦气血化生和三焦气机升降之要,用于诸多气血失调之证。王永炎院士在审阅该论文《"三焦气化失常 - 衰老"相关论》后,认为此针法"疏调三焦、行气活血、蠲化痰浊,使道既通,诸气生化得其所,升降畅达至其位,'本'在三焦气化,气化如常,则阴阳调和,一画开天,人贵阳气畅达"。该针法实为"以通为补"之法。

第二章　三焦针法与症状治疗

第一节　痴呆（认知障碍）

一、概述

痴呆是一种以认知功能缺损为核心症状的获得性智能损害综合征。认知损害包括记忆、语言、视空间、计算、判断、综合等方面，其智能损害足以干扰日常生活能力或社会职业功能。此外，在病程中常伴有精神行为和人格异常。

二、病因

常见的病因分类，可分为以下两大类：

1. **神经变性疾病**　占所有痴呆疾病的 50% 以上，包括阿尔茨海默病（Alzheimer's disease，AD）、路易体痴呆（dementia with Lewy body，DLB）、额颞叶痴呆（frontotemporal dementia，FTD）、帕金森病痴呆（Parkinson disease dementia，PDD）、皮质基底节变性（corticobasal degeneration，CBD）、进行性核上性麻痹（progressive supranuclearpalsy，PSP）、多系统萎缩（multiple system atrophy，MSA）、亨廷顿病（Huntington disease，HD）、肝豆状核变性（hepatolenticular degeneration，HLD）。

2. **非变性疾病**　①血管性痴呆（vasculardementia，VD）：脑梗死性痴呆、脑出血性痴呆、小血管性痴呆、遗传性动脉病变痴呆。②炎症和感染：多发性硬化（multiple sclerosis，MS）、影响中枢神经系统的血管炎或风湿病、多灶性白质脑病、脑膜炎、脑炎、梅毒、艾滋病相关痴呆、朊蛋白病等。③系统疾病：肝功能衰竭、严重心脏病、严重贫血、代谢性疾病（甲状腺或肾上腺功能改变）、药物损伤、中毒、维生素缺乏等。④其他疾患：原发性或转移性肿瘤、神经系统副肿瘤综合征、脑外伤、癫痫、营养障碍（韦尼克脑病、脊髓亚急性联合变性）、脑积水、脑缺氧（一氧化碳中毒、心肺脑复苏后）等。严重抑郁症、精神病等也可引起认知功能严重下降。

此节中我们主要探讨的，也是在临床诊疗中发现疗效较好的痴呆类型，主要是 AD、VD、DLB、FTD、PDD、PSP、MSA 中的认知障碍，此外，还包括尚未达到痴呆程度的轻度认知损害（mild cognitive impairment，MCI）、血管性认知损害（vascular cognitive impairment，VCI）、主观认知损害（subjective cognitive impairment，SCI），其运动症状及精神症状可参考相关章节。

三、辨证论治

中医学对于痴呆的病机有着众多的阐述：①肾精亏虚，《医学心悟》明确指出："肾主智，肾虚则智不足。"《医方集解·补养之剂》曰："人之精与志皆藏于肾，肾精不足则志气衰，不能上通于心，故迷惑善忘也。"②心脾两虚，《济生方·健忘论治》云："夫健忘者，常常善忘是也，盖脾主意与思；心亦主思。思虑过度，意识不清，神官不职，使人健忘，治之之法，当理心脾，使神意清宁，思则得之矣。"③痰浊血瘀，张仲景在《伤寒论》中已经认识到："其人喜忘者，必有蓄血。"张景岳在《景岳全书》中说"凡心有瘀血，亦令健忘"。清代陈士铎在《石室秘录》中指出："痰气最盛，呆气最深。"④肝郁克脾或胃衰土亏，《辨证录·呆病门》记载："呆病之成，必有其因，大均其始也,起于肝气之郁,其终也,由肾气之衰。"《三因极一病证方论》:"脾主意与思,意者记所往事,思则兼心之所为也……今脾受病,则意舍不清,心神不宁,使人健忘。"总之,传统中医理论对痴呆的发病机制的论述可归纳为"虚、瘀、痰"三方面。古今医家治疗老年痴呆,有从肾论治、从心论治、从肝论治、从胆论治、从腑实论治、从痰论治、从瘀论治、从浊毒论治等诸多观点。

我们观察了 450 例老年期痴呆患者,发现 412 例(占 91.6%)有上焦心肺的证候,364 例(占 80.9%)有中焦脾胃的证候,426 例(占 94.7%)有下焦肝肾的证候,且有两焦证候者 346 例(占 76.9%),有三焦证候者 327 例(占 72.7%)。这些表明,老年痴呆不是某单一因素所导致的单一脏器病变,而是涉及上、中、下三焦多个脏腑。因此,我们认为老年痴呆是由于衰老导致三焦气化失常,气血精津衰败,痰瘀浊毒滋生,阴阳失调,"阳气者,精则养神",清阳不升则神失所养,浊阴不降则神明被扰,病损元神,发为痴呆。所谓从单脏单腑,单一致病因素论治老年痴呆,都只是对三焦整体气化失常当中某一发病环节的个别侧重。

在临床诊疗过程中,我们采用三焦辨证与脏腑辨证结合的形式,治疗为针药结合。针即前章所述的三焦针法,方药为在"三焦气化失常-痴呆"相关理论指导下笔者研制出的经验组方"黄地散"。该组方治则为疏调三焦,行气调血。基本方为:生地黄 10g、黄精 10g、佩兰 10g、砂仁 6g、当归 10g、制何首乌 10g。该方重用生地黄、黄精为君药,黄精补气养阴,健脾、润肺、益肾,具有补益三焦之功;生地黄养阴生津,具有调理阴阳之效。当归,归心、肝、脾三经,调补三焦精血,是为臣药。制何首乌补益下焦精血,佩兰、砂仁两味具有醒脾之效,健运脾胃,三味均为佐药。同时佩兰、砂仁还可使诸药补而不腻,调畅气机。该组方具有通调三焦、健运脾胃、补益精血之功,使三焦作为气、血、津液、精生化之所泉源不断,使三焦作为气血津液精升降出入的通道畅通,使诸气生化得其所,升降畅达至其位,从而调节三焦的气化功能。

1. 上焦症状突出

主证:除表情呆钝,智力衰退,喃喃自语,举止失常,遇事善忘外,以心肺系症状为主,心中烦怒,夜寐不安,甚则狂躁谵语,哭笑无常,打人毁物,面赤口渴,溲黄便干,舌尖红绛,脉数有力;或心悸咳喘,气短乏力,动则尤甚,胸闷,痰液清稀,身重困倦,面色㿠白,头晕神疲,自汗声怯,舌淡苔白或腻,脉沉弱或沉滑。

治法:益气调血、扶本培元、重调心肺。

主穴:膻中、中脘、气海、血海、足三里、外关。

配穴:神门、劳宫、肺俞、心俞。

操作:神门、劳宫均直刺 0.3~0.5 寸,施捻转泻法;肺俞、心俞均直刺 0.5 寸,施捻转补法。

方解:三焦针法主穴疏调三焦气机;神门是心经原穴,劳宫为心包经荥穴,二穴均可泻心火而安神定志;心肺气虚加用肺俞、心俞以补益心肺之气。

方药:黄地散加减。如为心火炽盛,加用黄连 10g、莲子心 10g、黄芩 10g、栀子 10g、青礞石 15g、沉香 5g、大黄 10g;如为心肺气虚,心神失养,加用柏子仁 10g、酸枣仁 30g、茯神 15g、龙眼肉 10g、菖蒲 10g、郁金 10g、远志 10g。

2. 中焦症状突出

主证:除表情呆钝,智力衰退,遇事善忘外,以中焦脾胃系症状为主,或脘腹痞闷胀,食后尤甚,便溏,泛恶欲吐,默默不欲饮食,口淡不渴,头身困重,舌淡苔白,脉弱;或面色㿠白,久泻久痢,或下利清谷,舌淡胖,苔白滑,脉沉细。

治法:益气调血、扶本培元、重调脾胃。

主穴:膻中、中脘、气海、血海、足三里、外关。

配穴:丰隆、阴陵泉、脾俞、胃俞。

操作:丰隆直刺 1 寸,施捻转泻法;阴陵泉直刺 1 寸,施捻转补法;脾俞、胃俞均直刺 0.5 寸,施捻转补法。

方解:三焦针法主穴疏调三焦气机;丰隆为足阳明经络穴,和胃之升降以化痰湿;阴陵泉,为足太阴脾经合穴,有健脾利湿、通利三焦之效;气血虚弱加用脾俞、胃俞以健脾和胃,强化气血生化之源。

方药:黄地散加减。如为脾虚湿盛,胃失和降,加用茯苓 15g、山药 10g、厚朴 10g、荷梗 10g、荷叶 10g、白术 10g;如为脾肾阳虚,气血虚弱,加用附子 5g、肉桂 5g、淫羊藿 10g、山萸肉 15g、巴戟天 15g、肉苁蓉 15g。

3. 下焦症状突出

主证:除表情呆钝,智力衰退,遇事善忘外,以下焦肝肾系症状为主,或头晕目眩,耳鸣健忘,失眠多梦,咽干口燥,腰膝酸软,五心烦热,颧红盗汗,舌红少苔,脉细数;或胸胁或少腹胀闷窜痛,并兼见痞块刺痛拒按,喜太息,情志抑郁或急躁易怒,舌质紫暗或有紫斑,脉弦涩。

治法:益气调血、扶本培元、重调肝肾。

主穴:膻中、中脘、气海、血海、足三里、外关。

配穴:太冲、悬钟、肾俞、肝俞。

操作:太冲直刺 0.5 寸,施捻转泻法;悬钟直刺 0.5 寸,施捻转补法;肾俞、肝俞均直刺 0.5 寸,施捻转补法。

方解:三焦针法主穴疏调三焦气机;太冲为肝经输穴,疏肝行气;脑髓空虚加用髓海悬钟,填精益髓;肾俞、肝俞以滋补肝肾。

方药:黄地散加减。如属肝肾亏虚,脑络失养,加用山茱萸 15g、巴戟天 15g、肉苁蓉 15g、杜仲 15g、核桃仁 15g、知母 15g;如属肝气郁结,加用柴胡 10g、厚朴 10g、枳壳 10g、川楝子 10g、川芎 10g、赤芍 10g。

[典型病案]

案 1.孙某,男性,56 岁,工人,天津市人,小学学历。2011年 10 月 27 日初诊。

主诉及病史:进行性记忆力下降 2 年。2 年前患者无诱因开始出现记忆力下降,就诊于天津某三甲医院,未接受系统治疗,现症状有所加重,走失过一次,为求系统治疗,故来我院诊治。患者神情呆滞,反应迟钝,交流困难(偶有少量语言,仅以眼球运动表示听见旁人说话),时间地点定向力差,失算,日常生活能力严重下降。肢体活动无障碍,食少纳呆,腰膝酸软,纳寐安,二便调。查体:血压 120/90mmHg,心率 76次 /min,律齐,心肺听诊(-),腹部平坦,无压痛、反跳痛,生理反射存在,病理反射未引出。舌质淡白,舌体胖大,苔白,脉细弱。辅助检查:天津某三甲医院 MRI(2009-10-25)示:大脑颞顶叶部位萎缩,海马约Ⅲ度萎缩。简易精神状态检查(minimental state examination,MMSE)5 分,日常生活活动(activities of daily living,ADL)55 分。西医诊断:阿尔茨海默病。中医诊断:呆证。辨证:脾肾两虚,三焦气化失司。治法:补肾健脾,疏调三焦,益气调血,扶本培元。处方及操作:膻中、中脘、气海、血海、足三里、外关(操作参见本篇第一章第二节),合谷、太冲捻转泻法,百会、四神聪捻转补法,梁门、中封,捻转补法。每次留针 30min,每周治疗 4 次。3 个月为一疗程。

治疗 3 个月后,2012 年 1 月 30 日测得 MMSE:8 分,ADL:42 分。针刺过程中发现患者精神好转,眼神灵活,可与人沟通。记忆力、日常生活能力有所好转,定向力较前有所改善,能在居住地附近活动并自行回家。治疗6个月后,2012年5月10日测得MMSE:7分,ADL:40分。患者精神好转,情绪乐观,喜与人沟通。日常生活能力有所好转,基本可以独立穿衣。治疗9个月后,2012年8月9日测得MMSE:7分,ADL:41分,症状较前无明显变化。患者家属对疗效较满意。仍继续在门诊综合治疗,病情无明显变化。

案2.苏某,男,55岁,职员,天津人,初中学历。2011年2月28日初诊。

主诉及病史:记忆力减退半月余。患者2个月前无明显诱因开始出现双眼睑上抬费力,睁眼困难,嗜睡,语言困难等症,时于外院就诊,诊断为脑梗死。经住院治疗后(具体用药不详)眼部及嗜睡症状好转,腰膝酸软无力,生活不能自理,吃饭、室内走动等日常生活均需要家人照料。为求进一步治疗,遂来我院就诊。患者神清,精神萎靡,面色无华,语言不利,急躁易怒,认字困难,记忆力、计算力、定向力差。纳可,寐安,二便调。既往体健。其母患脑梗死。查体:心肺(-),肝脾肾未及,深浅感觉未见异常,双下肢肌力4级$^+$、肌张力正常,生理反射存在,双下肢巴宾斯基征(±)。舌质暗红,苔黄腻,脉沉细。辅助检查:颅脑MRI示双侧基底节区及左侧半卵圆中心区、右侧小脑半球腔隙性梗死,颞、顶、枕叶广泛性脑梗死,脱髓鞘改变。MMSE:13分;HIS(Hachinski ischemic scale,哈金斯基缺血量表):9分;ADL:61分;CDT(clock drawing test,画钟试验):0分。西医诊断:①脑梗死恢复期;②血管性痴呆(中度)。中医诊断:①中风后遗症;②呆证。辨证:肝肾不足,气滞血瘀,痰湿中阻。治法:通调三焦,益气调血,扶本培元。针刺治疗以三焦针法主穴,辅以风池、完骨、天柱、百会、四神聪、上星、太冲、合谷,每次留针30min,方药以黄地散加柴胡

10g、香附 10g、川楝子 10g、当归 10g、枳壳 10g、厚朴 10g、石菖蒲 10g、茯苓 10g、竹茹 10g。每周治疗 4 次,3 个月为一个疗程。

经治疗 3 个月,患者精神好转,能配合医生回答问题,语言流利,记忆力、定向力明显好转,注意力有所提高,MMSE:20 分,ADL:38 分,CDT:2 分。针刺治疗 6 个月后,患者精神好转,情绪乐观,健谈,测得 MMSE:27 分、ADL:22 分、CDT:4 分。家属代述:患者反应能力较前敏捷,能够自理,偶有做错事现象,但错后自知,并能自行改正,能主动承担较轻家务劳动,能在居住地附近活动,能够单独购物和管理钱财。患者家属对疗效满意。随访 1 年,患者 MMSE、ADL、CDT 均处于正常水平,生活能够自理,如常人。

案 3. 安某,女,62 岁,天津人,初中学历。2016 年 10 月25 日初诊。

主诉为记忆力下降 2 年。患者 2 年前出现记忆力下降,表现为新近发生的事、久远之前的事均遗忘,语言重复,之前认识的路不认识,曾迷路数次,且有波动性,常有幻觉发生,喜藏东西,有被窃妄想,兴趣较前明显减少(原喜玩纸牌,与人聊天,现均不喜欢),性格较前有所改变,不喜与人交流,时发头部涨痛,以左侧太阳穴、头枕部明显,未予系统诊治。饮纳尚可,二便尚调。查体:未见明显病理体征。舌淡舌尖略红,苔略厚,脉弦略数。辅助检查:颅脑 MRI 示未见明显异常(海马、大脑皮质未见明显萎缩,未见明显梗死灶、出血灶、软化灶)。MMSE:15 分。个人史:抽烟 30 余年,约每日 1 包。家族史:其母曾患有类似症状。既往史:颈椎病。西医诊断:路易体痴呆。中医诊断:呆证。治法:通调三焦,益气调血,扶本培元。针刺治疗以三焦针法主穴,辅以风池、完骨、天柱、百会、四神聪、太阳、神门、太冲、合谷,每次留针 30min,每周针刺治疗 2 次。方药以黄地散加黄芩 10g、黄连 10g、黄柏 10g、栀子 10g、枳壳 10g。每日 1 剂。

治疗 1 个月后,患者家属自述幻觉症状较前有所好转,与人交流也较前有所增加。治疗 2 个月后,家属自述幻觉基本消失,与他人交流明显增多,记忆力有所改善,测得 MMSE:19分。后因家属工作较繁忙,患者未再就诊。3 个月后电话随访,家属述在附近社区医院照方抓药,症状控制尚可。

第二节　耳聋耳鸣

一、概述

耳鸣是指外界无任何声音患者却有声音感知的症状。听力下降或丧失统称为耳聋。语言频率平均听阈在 26dB 以上时称之为听力减退或听力障碍。根据程度的不同,又称为重听、听力障碍、听力减退、听力下降等。耳鸣和耳聋常同时发生。

二、病因

1. 耳鸣有低音调和高音调两类。低音调声音为嗡嗡作响,多为中耳和外耳道疾患。常见的有耵聍栓塞、耳部流脓等,鼻炎、咽鼓管炎症所致鼓膜凹陷等皆可引起耳鸣。高音调如蝉鸣如吹口哨,多见于神经系统疾患早期。常见的有梅尼埃病、小脑脑桥角综合征、听神经瘤、药物过敏或中毒等。另有颈性耳鸣,因颈动脉瘤、颈部疾患压迫颈动脉可引起同侧的耳鸣,此耳鸣的特点是与心跳一致的低音调,呈持续性。

2. 耳聋可分为传导性和神经性两类。中耳(鼓膜 - 听骨链)系统的疾患为传导性耳聋;内耳的耳蜗或听神经及有关中枢疾患为神经性耳聋。传导性耳聋对高音调听力基本正常,低音调的听力明显减低或消失,音叉检查骨导大于气导。病因与耳鸣相同。神经性耳聋的听力障碍以高音调听力为主,低音调听力基本正常。可因耳蜗部损害、听神经损害、脑干损害、外伤、循环障碍所引起。

三、辨证施治

《灵枢·脉度》云"肾气通于耳,肾和则耳能闻五音矣",《灵枢·决气》云"精脱者,耳聋……液脱者……耳数鸣",《古今医统·耳证门》曰"耳聋证,乃气道不通,痰火郁结,壅塞而成聋",就主要说明耳聋耳鸣以肾虚精亏,痰火郁结而发病。又如《医碥·耳》"若气虚下陷则亦聋,以清气自下,浊气自上,清不升而浊不降也"之脾胃虚弱说。也可因情志不遂,肝郁化火所致,如《中藏经·论肝脏虚实寒热生死顺逆脉证之法》所说"肝……其气逆则头痛、耳聋",《杂病源流犀烛·耳病源流》亦说:"有肝胆火盛,耳内蝉鸣,渐至于耳聋者。"但整体看来,其病机乃因三焦气化失司或中焦气化失常,气血生化无源,耳窍失养;或下焦气化失司,肾精亏损,精血不能上达耳窍;或因痰浊阻窍,或因肝火上扰而致三焦气道不畅,不能升清降浊,终发耳鸣耳聋。

1. 实证

主证:突发耳聋,耳闷重听,高调耳鸣,如蝉如潮,按之不减。肝胆湿热、痰热郁结者面红目赤,烦躁易怒,舌质红,苔黄腻,脉弦数。

治法:疏调三焦,清肝泻火,豁痰开窍。

主穴:膻中、中脘、气海、血海、足三里、外关、耳门、听宫、听会、颔厌。

配穴：足临泣、风池、翳风、内关、丰隆。

操作：耳门、听宫、听会张口取穴，直刺 1 寸，施捻转平补平泻；颔厌斜刺 0.5 寸，施捻转泻法；足临泣直刺 0.5 寸，施捻转泻法；风池、翳风直刺 1 寸，施捻转泻法；内关直刺 0.5 寸，施捻转提插泻法；丰隆直刺 1 寸，施捻转提插泻法。

方解：三焦针法主穴以疏调三焦，升清降浊；耳门、听宫、听会、颔厌可开窍聪耳；足临泣，为胆经输穴，属木，以泻肝胆湿热；风池、翳风以利胆通三焦；丰隆、内关以豁痰开窍。

2. 虚证

主证：耳聋日久，耳鸣时轻时重，或按之减轻，倦怠乏力，腰膝酸软，头昏目眩，舌质红，少苔少津液，脉沉细。

治法：调补三焦，填精补液，升阳开窍。

主穴：膻中、中脘、气海、血海、足三里、外关、耳门、听宫、听会、颔厌。

配穴：风池、中封、复溜、腕骨。

操作：耳门、听宫、听会张口取穴，直刺 1 寸，施捻转补法；颔厌、斜刺 0.5 寸，施捻转补法；中封、复溜、腕骨直刺 0.5 寸，施捻转补法；风池直刺 1 寸，施捻转补法。

方解：三焦针法主穴以调补三焦，升清降浊；耳门、听宫、听会调补三焦、太阳、少阳三经之会以补气开窍；风池、颔厌利胆升阳气；中封、复溜为肝肾经之五输金穴，以金生水补肝肾；腕骨，小肠经原穴以补液。

[**典型病案**]

案 1. 张某，女，38 岁，从事财务工作，2012 年 1 月 15 日初诊。

主诉为右侧耳聋耳鸣半个月。患者半个月前生气后突发耳聋，耳内嗡嗡作响，就诊于我市某三甲医院，诊断为"极重度神经性耳聋耳鸣"，输液 10 天未见明显疗效。现仅能听到近距离较大声音,并嗡嗡作响如雷声。发病期间,易急易怒,伴有咳嗽少痰,寐欠安,纳可,小便尚调,大便干结,舌红苔厚,脉弦细。中西医诊断均为耳聋耳鸣。中医辨证属三焦气化失司,下焦肝郁化火上犯上焦肺卫,治当调理三焦,疏肝解郁,平肝宣肺。针刺治疗以膻中、中脘、气海、血海、足三里、外关及耳门、听宫、听会、颔厌为主穴,配以足临泣、风池、翳风、内关、丰隆,诸操作同前,诸穴留针 30min。每日 1 次,10 天为 1 个疗程。

首次针刺后患者耳内声响减轻,2 次治疗后患者觉胸中舒畅,咳嗽减轻。继前法治疗,5 次治疗后患者咳嗽症状消失,寐较前好转,自觉耳鸣减轻十之二三,听力较前略好转;1 个疗程后患者自觉耳鸣减轻十之五六,4 个疗程后患者自觉耳鸣消失十之八九,听力基本恢复。随诊 3 个月,未复发。

案 2. 周某,女,54 岁,初诊于 2011 年 4 月 7 日。

主诉及病史:右侧耳鸣如蝉鸣,伴听力下降 6 个月。2010 年 10 月患者于耳鼻喉科查示右耳鼓膜无破损,电测听提示气传导>90dB,骨传导>60dB。症见神清,精神弱,略焦虑,纳差,寐差,小便尚调,大便溏薄,舌质红,少苔,有齿痕,脉弦滑。证属下焦肝肾不足,兼中焦脾虚湿盛。治取膻中、中脘、气海、血海、足三里、外关加耳门、听宫、听会、颔厌为主穴,腕骨、中封、复溜、阴陵泉为配穴,操作同前。诸穴留针 30min。每日 1 次,10 天为 1 个疗程。

首次针刺后患者述头目清利,针刺 4 次后患者纳食稍好,耳鸣较首诊时有所减轻。1 个疗程后耳鸣明显好转,寐安,二便均调。继前法治疗,3 个疗程后患者自诉耳鸣症状消失,听力基本正常。2 个月后于耳鼻喉科复查,示右耳电测听骨气传导基本恢复正常。随诊半年,未复发。

第三节 小脑性共济失调

一、概述

小脑性共济失调是指主要以小脑病变引起的随意运动失调的一组证候。主要表现为躯干和四肢共济失调(穿衣、漱口、进食笨拙不协调;书写障碍,表现为字体歪斜,写字过大;步态不稳易摔倒,跟跄如醉汉,称"醉汉样步态")、眼球震颤,构音障碍[发音可为暴发式(暴发性言语)或缓慢式(吟诗样语言),吐字不清、音调高低不等]。

二、病因

小脑性共济失调可分为遗传性小脑共济失调和继发性小脑共济失调。遗传性小脑共济失调主要包括常染色体显性遗传性小脑共济失调,常染色体隐性遗传性小脑共济失调和 X 连锁小脑性共济失调 3 种,其中最常见的类型是常染色体显性遗传性小脑共济失调(该类型称为"脊髓小脑萎缩")。继发性小脑共济失调包括特发性小脑共济失调和有明确病因的获得性共济失调。获得性共济失调的病因包括感染,乙醇中毒,维生素缺乏,多种代谢疾病,线粒体脑肌病,多系统萎缩,多发性硬化,血管疾病,朊蛋白病,原发性或转移性肿瘤,卵巢、乳腺或肺脏隐伏的恶性肿瘤导致的副肿瘤综合征。

迄今为止,我们在临床治疗的患者中以脊髓小脑性共济失调、小脑型多系统萎缩、多发性硬化伴小脑萎缩、小脑梗死四类疾患为主,疗效均较好。其余病因所致小脑性共济失调尚未涉猎。

三、辨证治疗

本病属于中医学"痿证""颤证""骨繇""风痱"的范畴,多因禀赋于先天,症见四肢不用,手不随愿难以任物,足不随愿难以行走;口目不用,口不随愿难以言语,目睛多颤难以视物;甚则痴呆健忘,精神异常。《灵枢·根结》云:"骨繇者,节缓而不收也,所谓骨繇者,摇故也。"故本病与"骨繇"所述症状一致。身多摇即"繇",手足不用似"痿",手多异动似"颤",躯体异动又如"风"。确是集"骨繇""痿证""颤证""风痱"诸证于一身。肾为作强之官,伎巧出焉,肝为罢极之本,主筋主风动,脾主四肢主运化。本病禀于先天,起因在内,肢动身摇,四肢不用,必与肝肾脾相关。肝肾虚亏首当其冲,心脾两虚也就随之而来,心智不明则生痴呆。

《灵枢·根结》又云"枢折即骨繇而不安于地,故骨繇者,取之少阳,视有余不足……当穷其本也","取之少阳"即取少阳以治疗。少阳三焦主气化,少阳胆主升发。三焦气化涉及上、中、下三焦五脏六腑,乃生命活动之本,少阳胆为阳气升发之关键。因此,滋补肝肾、健脾养肺,强筋壮骨为目标,"取之少阳"乃治疗的关键。

治法:疏补三焦,滋补肝肾,健脾养肺,强筋壮骨。

主穴及操作:膻中、中脘、气海、血海、足三里、外关,枕三经。枕三经排刺操作:①以风池、完骨、天柱、风府7个腧穴为起点;②沿胆经、膀胱经、督脉3条经脉,7条线路向上,与耳枕线交点为终点;③将此7条线路每条分为3等份,选择3个进针点,向下沿皮刺13~25mm;④针刺得气后使用捻转补法,留针20~30min。操作结束,头颈部针刺如图6(见文末彩图)排列。

配穴及操作:两组配穴,可交替使用。

1. 阳陵泉、阴陵泉、曲池直刺 0.8~1.2 寸,施捻转补法;绝骨、腕骨直刺 0.5 寸,施捻转补法;照海、中封直刺 0.5 寸,施捻转补法;合谷、太冲直刺 0.5 寸,施捻转平补平泻法。

2. 肺俞、心俞、肝俞、脾俞、肾俞、气海俞、大肠俞均直刺 0.5 寸施捻转补法;秩边直刺 3 寸,施提插平补平泻法;殷门、承山直刺 2 寸,施提插补法。

方解:三焦针法主穴,益气调血,扶本培元,培补气血先后天之本;枕三经排刺即后枕部少阳、太阳、督脉三经排刺以提升阳气,滋补脑髓;阳陵泉、阴陵泉、曲池柔筋健脾;绝骨、腕骨以填髓补液;照海、中封以滋补肝肾;合谷、太冲开四关调阴阳;肺俞、心俞、肝俞、脾俞、肾俞、气海俞、大肠俞直补五脏、舒筋壮骨;秩边以通筋脉;殷门、承山强筋壮骨。

[典型病案]

案 1. 张某,女,37 岁。初诊日期:2010 年 9 月 9 日。

主诉为行走不稳 3 年。3 年前无明显诱因出现行走不稳,未予重视,后症状缓慢加重,并逐渐出现言语含糊不清。既往无特殊病史,否认家族遗传史。曾就诊于天津市某三甲医院,考虑为橄榄体脑桥小脑萎缩,口服胞磷胆碱钠胶囊(思考林),每次 0.2g,每天 3 次。自觉服药后症状无明显缓解,故自行停药。为求进一步治疗,至本院就诊。症见:神清,精神尚可,行走不稳,步态蹒跚,不能行走直线,乏力,眩晕,言语不清,否认吞咽困难,纳可,寐安,二便调,舌淡、苔薄白,脉细。查体:心肺正常,肝脾肾未及,双侧指鼻试验、跟膝胫试验、轮替动作试验及龙贝格征均(+),双眼球可见眼震,无复视,深浅感觉未见异常,四肢肌力、肌张力正常,生理反射存在,病理反射未引出。头颅 MRI 报告示:橄榄体脑桥小脑萎缩。西医诊断:多系统萎缩(小脑型);中医诊断:风痹。应用三焦针法结合枕三经排刺治疗,留针 20min,每周 4 次。

治疗 1 个月后,患者自诉行走较前稍稳,眩晕明显减轻。半年后,患者自述走路较前明显好转,眩晕消失,眼震消失,可走直线,敢上楼梯,言语渐清晰,指鼻试验、轮替动作试验、闭目直立试验均可完成。后因工作原因未继续治疗。1 年后随访,症状未见加重。

案 2. 李某,男,58 岁,初诊时间:2014 年 8 月 11 日。

主诉为站立不稳伴口齿不清 9 年,加重 5 年。患者家属代述,9 年前患者出现口齿不清、写字潦草、握笔无力等症状,于某医院行头部 CT 检查未见明显异常,未予治疗。2007 年出现骑自行车时平衡感变差,直线骑行困难,2008 年患者出现骑行时摔倒。2009 年患者出现走路不稳,双下肢无力。曾就诊于天津市某三甲医院,诊为"橄榄体脑桥小脑萎缩"。予以营养神经治疗,以上症状略有缓解。2010 年患者口齿不清,走路不稳,下肢无力症状进行性加重。患者分别于 2010 年 8 月、2013 年 9 月在两所医院行腰椎穿刺"干细胞移植术",术后患者症状均有明显好转,但均于半年后症状再次出现。初诊见:站立不稳,无法行走,由家属用轮椅推入诊室,目光呆滞,口齿不清,写字潦草,眩晕,小便排出困难,淋沥不尽,大便干结,体重减轻明显。查体:双侧指鼻试验(+),双侧跟膝胫试验(+),龙贝格征(+),眼球各方向水平运动自如,可引出水平眼震。卧位时血压 120/80mmHg,坐位时血压 80/55mmHg。辅助检查:头部 MRI(2010 年 6 月 18 日):脑干显示萎缩,双侧桥臂萎缩,脑桥显示十字征,脑桥萎缩。诊断为小脑型多系统萎缩(MSA-C)。治疗为三焦针法结合枕三经排刺。

每周治疗 3 次,三诊时患者症状明显减轻,可独立行走 2~3 米。连续在我门诊治疗 3 个月,双下肢较前自觉有力,可独立行走 10 多米,口齿较前清晰,眩晕症状消失,眼球运动时无眼震,小便淋沥症状明显改善。家属对疗效满意,继续门诊针刺治疗。

附:临床研究

1. **观察枕三经排刺法治疗脊髓小脑萎缩**(spinal cerebellar atrophy,SCA)[68] 20 例均为 2010 年 9 月至 2012 年 10 月天津中医药大学第一附属医院针灸科门诊 SCA 患者,采用三焦针法加减结合枕三针排刺治疗。每周治疗 4 次,3 个月为 1 个疗程,1 个疗程后休息 3 天,共治疗 2 个疗程。分别于治疗前、治疗 1 个疗程后和 2 个疗程后进行疗效评价。根据临床表现评定疗效,包括观察走直线、上楼梯、吐字、指鼻试验、轮替动作试验、闭目直立试验、跟膝胫试验 7 项,7 项中不能完成为 0 分,标准完成为 3 分,勉强能够完成为 1 分,逐项累加,进行治疗前后分值比较。治疗后分值不变或减少者为无效,增加 0~3 分为有效,增加 4~5 分为显效。治疗 3 个月后显效 1 例,好转 18 例,无效 1 例,有效率为 95%;治疗 6 个月后显效 15 例,好转 4 例,无效 1 例,有效率为 95%。

2. **观察枕三经排刺法治疗小脑型多系统萎缩**(multiple system atrophy-cerebellar,MSA-C)[69] 将 30 例 MSA-C 患者随机分为治疗组和对照组,两组各 15 例。治疗组给予三焦针法加枕三经排刺法,对照组给予常规体针法,两组患者每周治疗 3 次,共治疗 4 周。治疗前后应用统一多系统萎缩评估量表(unified multiple system atrophy rating scale,UMSARS)、国际合作共济失调评估量表(international cooperative ataxia rating scale,ICARS)以及伯格平衡量表进行评估,并观察不良反应。结果与治疗前比较,两组治疗后 UMSARS-Ⅰ、UMSARS-Ⅱ评分、ICARS 总分及各分项评分均明显降低($P<0.01$)。与治疗前比较,两组治疗后伯格评分均明显升高($P<0.01$),且治疗组[(39.07±6.75)分]较对照组[(34.00±5.66)分]升高明显

（P<0.05）。两组治疗过程中均未出现明显不良反应。结论：三焦针法加枕三经排刺针法治疗 MSA-C 具有确切的临床疗效，在运动平衡功能恢复方面优于常规体针疗法，且安全性好。

3. 观察枕三经排刺治疗恢复期小脑梗死眩晕32例[70]　64 例恢复期小脑梗死眩晕患者按照入院先后随机分为观察组和对照组，每组各 32 例。观察组患者行枕三经排刺针刺法，1 次 /d，20 天为 1 个疗程。对照组用复方丹参注射液 20ml 加入 5% 葡萄糖注射液 250ml 静脉滴注，1 次 /d，20 天为 1 个疗程。疗效评定参照国家中医药管理局 1995 年发布的中医病证诊断疗效标准（临床症状、体征基本消失为痊愈；临床症状、体征好转为好转；临床症状、体征无变化为无效）。治疗结果：观察组治愈 20 例，占 62.5%；好转 10 例，占 31.25%；无效 2 例，占 6.25%，总有效率 93.75%；对照组治愈 11 例，占 34.38%；好转 9 例，占 28.12%；无效 12 例，占 37.5%，总有效率 62.5%。经统计学处理，两组治愈率及总有效率比较均有统计学意义（P<0.05）。

第四节　呃　逆

一、概述

呃逆又称为膈肌痉挛，是由于膈肌、膈神经、迷走神经或中枢神经等受到刺激后引起一侧或双侧膈肌突发不自主强有力的痉挛性收缩，继而出现吸气期声门突然关闭，同时发出短促响亮的异常声响。通常如果痉挛持续超过 48 小时者，称为顽固性呃逆。

二、病因

呃逆的反射弧由传入神经、中枢及传出神经组成。传入神经包括迷走神经和膈神经的感觉支,及第6~12胸交感神经的传入纤维,传出神经主要为膈神经及声门和副神经的传出纤维,反射中枢主要位于脑干,因此,反射弧的任何疾患均可引起呃逆。根据发病部位主要分为中枢性和周围性两类。前者包括:①神经性,脑肿瘤、脑血管意外、脑炎、脑膜炎、脊髓空洞症早期、多发性硬化、硬膜下血肿、脑积水;②中毒性,可见于酒精性中毒、糖尿病酮症酸中毒、肾衰竭尿毒症晚期及各种药物中毒;③精神性,癔病或神经过敏者。后者包括:①胸肺部疾患,胸膜炎、肺炎、纵隔炎、纵隔肿瘤、纵隔淋巴结肿大、心包炎、心肌梗死、支气管疾患等;②腹腔部疾患,胃扩张、饮食过饱、胃肠胀气、胃炎、胃癌、肠梗阻、出血性肠炎、弥漫性腹膜炎等。此外,水电解质紊乱也可引起呃逆发生。

三、辨证施治

呃逆,《内经》谓之“哕”。通常认为本病由胃失和降、胃气上逆动膈而致。《灵枢·口问》曰:“谷入于胃,胃气上注于肺。今有故寒气与新谷气,俱还入于胃,新故相乱,真邪相攻,气并相逆,复出于胃,故为哕。”认为中上二焦为产生本病的病理因素。《证治准绳·呃逆》中有“如痰饮停蓄,或暴怒气逆痰厥”的描述,认为本病与痰浊、肝气上逆亦有关联。《证治汇补·呃逆》中指出:伤寒及滞下后,老人、虚人、妇人产后,多有呃症者。表明本病可因脾胃功能虚弱,不能升清降浊而发病。因此,本病病机总属三焦气机失司,且中焦枢机不利是其关键环节,或因感受外邪,上中二焦之气失降,或因情志不和,肝气上乘肺胃致中下焦之气失降,或因脾胃正气虚弱,中焦之气难以和降而发病。

1. 实证

主证:呃声响亮有力或呃声连连,胃脘部胀闷不舒,得热则减,或面赤口臭,烦渴喜热饮,气机郁滞者常可因情志因素而使病情有所变化,苔黄或薄白,脉滑或弦数。

治法:疏调三焦,顺气降逆。

主穴:膻中、中脘、气海、血海、足三里、外关、水沟。

配穴:合谷、太冲、天枢。

操作:水沟穴,斜向鼻中隔方向刺 0.3 寸,施雀啄泻法;合谷、太冲,直刺 0.5~1 寸,施捻转泻法;天枢穴,直刺 1.5 寸,施捻转泻法。

方解:三焦针法主穴辅以足阳明经之天枢穴,与胃之募穴中脘、合穴足三里相配以疏调三焦,重调中焦脾胃气机,升清降浊;水沟,具有醒神开窍、解痉通脉之效;合谷、太冲二穴,为"开四关",可疏肝理气,平冲降逆。

2. 虚证

主证:久病呃逆,呃声低弱无力或不连续,口干舌燥,烦躁不安,或食少倦怠,手足不温,舌红或淡,少苔或苔白,脉沉细。

治法:调补三焦,和中降逆。

主穴:膻中、中脘、气海、血海、足三里、外关。

配穴:公孙、脾俞、胃俞、三焦俞、关元。

操作:公孙,直刺 0.5 寸,施捻转平补平泻法;脾俞、胃俞、三焦俞直刺 0.5 寸,施捻转补法;关元直刺 1 寸,施捻转补法。

方解:三焦针法主穴辅以三焦俞,调补三焦,升清降浊;足太阴脾经络穴公孙,通冲脉,具有健脾益胃、引气(血)下行之效;脾俞、胃俞补益脾胃之气;关元以补肾纳气。

[典型病案]

郭某,女,59 岁,2010 年 8 月 16 日初诊。

主诉为呃逆 20 年余,加重 2 年余。患者于 1990 年开始,无明显诱因频发呃逆,喉间呃呃连声,昼夜不止,时连续呃逆数小时。曾多处就诊,以疏肝解郁药及增强胃动力药治疗,服药初期呃逆稍有缓解,其后疗效欠佳。近 2 年呃逆症状加重,时止时发,日夜不休,夜坐不能寐,寝食俱劣,严重影响患者的生活。详问病史,患者平素性情急躁易怒,时感胸胁、腹部胀痛不适,稍用力按压则触发呃逆。诊见:呃逆频发,胸胁、腹部胀痛不适,纳差,小便黄,大便调,舌暗红,苔薄黄,脉沉弦。证属三焦气化失司,因下焦肝气上乘引起中焦胃气上逆为主。治以"三焦针法"为主,加水沟、合谷、太冲,诸穴留针 30min。每日 1 次。

7 次后,患者白天仍有呃逆,次数有所减少,寐中呃逆消失,睡眠安稳,腹胀减轻,纳食增多。14 次后,患者呃逆症状显著缓解,白天仅作 1~2 次,腹胀痛消失。随访 2 个月,呃逆已得到控制,疗效显著。

第五节 复 视

一、概述

复视是指两目视物时将一个物体视为两个影像。当支配眼球运动的动眼神经、滑车神经、外展神经及支配的眼外肌出现麻痹时通常可产生复视。

二、病因

引起复视的原因较多。①外伤性损伤:颅脑损伤以动眼神经麻痹、外展神经麻痹多见,眼窝内损伤可引起眼外肌麻痹。②脑肿瘤:如延髓或脑桥部肿瘤常压迫外展神经,大脑脚部、中脑内及松果体部肿瘤可直接压迫动眼神经,颞叶肿瘤可引起滑车神经麻痹等。③血管病变:如海绵窦部动脉瘤可相继引起外展、动眼及滑车神经麻痹,威利斯环动脉瘤可引发动眼神经麻痹等。④感染性疾患:如病毒性脑炎中流行性嗜睡性脑炎的急性期,结核性脑膜炎,神经梅毒等。⑤内分泌疾患:糖尿病患者以外展神经麻痹较多。⑥中毒:如酒精中毒性脑病可伴眼肌麻痹。⑦先天性眼肌麻痹。⑧变性疾患:较常见的为进行性眼肌麻痹。⑨痛性眼肌病等。

三、辨证论治

《诸病源候论》言:"目,是五脏六腑之精华。凡人腑脏不足,精虚而邪气乘之,则精散,故视一物为两也。"指出复视一病或可由五脏六腑精气虚衰,复感于邪,目失所养而致。《灵枢·大感论》中说:"五脏六腑之精气,皆上注于目而为之精……故邪中于项,因逢其身之虚,其入深,则随眼系以入于脑,入于脑则脑转,脑转则引目系急,目系急则目眩以转矣。邪中其精,其精所中不相比也,则精散,精散则视歧,视歧见两物。"表明外邪中于目系,致五脏六腑之气血不能达于目而发病。"五脏六腑之精气"皆借助三焦气化而得。此外,尚有风痰阻络、气血瘀阻之说,有阳亢动风、风痰升扰之论,或因跌仆外伤所致者。因此,本病病机总属三焦气化失司,或因五脏虚衰,或因痰瘀阻络,或因肝阳上亢动风而致三焦气化失常,或因三焦气化失司在先,机体营卫生成受损,卫外不固则易受外邪侵袭,终致五脏气血不能上承于目而发病。

1. 实证

主证:发病时间较短,视一物为二,或伴头痛,颈项拘紧,苔薄白,脉浮数;肝阳动风则见烦躁易怒,舌略红薄黄,脉弦数;风痰阻络者则见舌苔厚腻,脉滑数;瘀血阻络者则见舌暗或有瘀点,脉涩。

治法:疏调三焦,疏风豁痰化瘀。

主穴:膻中、中脘、气海、血海、足三里、外关;睛明、球后、四白。

配穴:风池、丰隆、合谷、太冲、膈俞。

操作:风池向对侧眼球刺入1.5寸,施捻转泻法;睛明穴,医者用左手食指将眼球推向外侧固定,进针宜快,针尖刺进皮肤后,沿眼眶缓缓送进0.5~1寸;球后穴,医者用左手食指将眼球推向内上方固定,沿眶下缘从外下向内上,向视神经孔方向刺0.5~1寸;睛明、球后两穴均微小幅度捻转,禁提插,平补平泻,以轻度酸胀感为宜;四白,直刺0.5~1寸,施捻转泻法;丰隆直刺1.2寸,施捻转提插泻法;合谷、太冲、膈俞,直刺0.5寸,施捻转泻法。起针时,睛明、球后、四白三穴出针后按压针孔1~2min,以防出血。

方解:三焦针法主穴以疏调三焦治其本;睛明、球后、四白三穴,为局部取穴,具有活血通络、行气明目的作用;风池为胆经腧穴,可祛风平肝明目;合谷、太冲二穴"开四关",可疏肝理气、祛风散邪;丰隆豁痰开窍,血海、膈俞相配可活血化瘀。

2. 虚证

主证:发病时间较长,视一物为二,可有精神疲乏,食欲不振,或手足心热,潮热盗汗,或体乏无力,畏寒肢冷,少气懒言,自汗腰酸,舌红或淡,苔少或薄,脉细。阴虚动风者见舌质偏红,苔薄黄,脉弦滑。

治法:调补三焦,健脾滋补肝肾。

主穴:膻中、中脘、气海、血海、足三里、外关;球后、睛明、四白。

配穴:中封、复溜、三阴交。

操作:睛明穴、球后穴、四白穴操作同实证。中封、复溜、三阴交,直刺1寸,施捻转补法。

方解:三焦针法主穴以调补三焦,升清降浊;球后、睛明、四白三穴,为局部取穴,具有活血通络、行气明目的作用;中封、复溜为肝肾经之五输金穴,以生水补益肝肾;三阴交,可补中益气,养血明目。

[典型病案]

案1.孙某,男,68岁,2012年7月12日初诊。

主诉:左侧上眼睑下垂、复视伴眼眶痛1月余。天津某三甲医院诊为"痛性眼肌麻痹综合征",予以改善循环、营养神经等治疗,经治1周后眶周疼痛减轻,但眼睑下垂和复视症状未见改善。既往有高血压病史2年余,规范口服降压药,血压控制可;否认糖尿病、心脏病等。查体:左侧上眼睑下垂,左眼内收、上视及下视困难,无头面部感觉障碍及肢体活动、感觉障碍。辅助检查:头颅MRI示双侧基底节及半卵圆中心腔隙性梗死,双侧筛窦炎症;头颅MRA示右侧椎动脉颅内段纤细。症见:神清,精神疲乏,左侧上眼睑下垂,左眼内收、上视及下视困难,耳鸣,潮热,多梦,舌质红苔腻,脉弦滑。证属三焦气化失司,痰浊内阻兼下焦肝肾不足。治以"三焦针法"为主,加睛明(左),球后(左),中封,复溜,丰隆。操作方法同上,诸穴留针30min。每周2次。

一诊后患者诉左眼眶疼痛明显减轻,但眼球运动困难及复视未改善;三诊后患者诉左眼眶疼痛已除,眼球运动困难改善,复视明显好转,寐中梦多亦有改善,潮热症状减轻;七次后患者诉眼眶疼痛症状未再出现,左眼球各方向运动到位,复视基本消失,睡眠明显好转,潮热消失。随访6个月,症状未再出现。

案2.杨某,男,59岁,2010年9月14日初诊。

主诉为视物重影伴左眼睑下垂、左眼球水平外斜1个月。患者于2010年8月10日长途开车劳累后突然出现视物重影,左眼睑下垂,左眼球水平外斜,右转缓慢,症状进行性加重。于2010年8月19日入住天津某医院,予神经营养药物输液治疗(具体用药不详),诸症未见好转。出院后于8月23日自行在一诊所进行眼周埋线治疗,治疗2周后左眼睑可略抬起,但复视及左眼球外斜的症状无好转,遂来我院就诊。既往冠心病史6年,糖尿病史7年,服药控制餐后血糖在8.2mmol/L左右。查体:双眼水平交叉性复视,左眼裂较右眼为小,左眼球水平外斜视,向鼻侧转动缓慢,向上、向下运动略受限制,左侧瞳孔散大,光反射消失,辐辏反射减弱,视物偶觉恶心呕吐,无眼震、眼眶痛、头痛、视野缺失、视力下降、四肢麻木等症。经眼科检查,角膜、晶状体、玻璃体、泪膜、眼底无异常,第二斜视角大于第一斜视角,代偿头位。头部MRI、脑血管造影检查无异常。无寒热汗出、口渴等症,饮食睡眠尚可,大小便无异常,舌淡苔薄白,脉弦涩。西医诊断:复视;中医诊断:风牵偏视。证属风邪中络,三焦气化失司。治以"三焦针法"为主,加双侧风池、完骨、天柱、光明,左侧睛明、四白、攒竹、瞳子髎。留针20min,隔日1次。

患者二诊后左眼上睑开阖自如,两侧眼裂等大,复视、代偿头位减轻;四诊后左眼球向各方向运动不受限,双侧瞳孔等大正圆,直径约3.0mm,对光反射灵敏,复视减轻;六诊后代偿头位消失,视1米内的近物无复视,视远物尚欠佳;十诊后在光线较昏暗时无复视;十二诊后复视痊愈。随访4个月无复发。

案3.赵某,女,52岁,山西人,2011年3月8日初诊。

主诉,"右眼视物重影"20余日。患者于20天前饮酒、生气后出现头痛症状,继而右眼眼眶疼痛,右眼视物重影,双眼向右侧转动时复视最明显。就诊于当地某医院,查颅脑MRI:未见明显异常。10天后于北京某医院治疗,予醋酸泼尼松片、维生素B_{12}等药物治疗,未见明显疗效,遂来我院就诊。患者神清,精神弱,略有烦躁,易汗出,以头项部明显,面部有发凉、紧绷感,纳尚可,寐欠安,二便调。查体:右眼眼球不能向外侧转动,瞳孔对光反射存在,右眼裸眼视力 0.6。舌质暗红,苔薄白,脉弦缓。西医诊断:右侧外展神经麻痹。中医诊断:风牵偏视。证属肝郁气滞,三焦气化失司。治以"三焦针法"为主,加风池、完骨、天柱、睛明、球后、瞳子髎、太冲。针刺 10 次为 1 个疗程。

经 1 次治疗,面部不适感消失,汗出症状减轻,3 次治疗后,右眼稍能外转。继续针刺治疗,右眼逐步能外展,1 个疗程后近处视物无重影。治疗 2 个疗程后,右眼球运动正常,复视、头痛、代偿性头位等症状消失,右眼裸眼视力 1.0。巩固治疗 1 个疗程。随访 1 个月,未复发。

第六节 偏 盲

一、概述

视野部分缺损称为偏盲。当两眼同侧视野缺损时称同向性偏盲,两侧视野缺损部位不同时,称异向性偏盲。

二、病因

通常视束、外侧膝状体、视放射及视觉中枢发生病损可引起同向性偏盲,常见的有垂体肿瘤、第三脑室肿瘤、颞叶病变、顶叶病变和枕叶病变等。视交叉病变可产生异向性偏盲,双颞侧偏盲常见疾病有垂体肿瘤、颅咽管瘤、视交叉部神经胶质瘤、鞍部脑膜瘤、视交叉部蛛网膜炎等;双鼻侧偏盲常见的有后颅窝部肿瘤、第三脑室肿瘤及视交叉部蛛网膜炎等。

三、辨证论治

本病属中医暴盲,视瞻昏渺范畴。《诸病源候论》中称为

"眇目",其曰:"目者,脏腑之精华,宗脉之所聚,肝之外候也。风邪停饮在于脏腑,侵于肝气,上冲于眼,则生翳障、管珠、息肉。其经络有偏虚者,翳障则偏覆一瞳子,故偏不见物,谓之眇目。"指出视野缺损可由肾气不足,水不涵木,肝阳上亢化风致清窍被蒙。《素问》云"肝受血而能视",且"五脏六腑之精气,皆上注于目"。然上注有路,上注之路须借太阳、少阳、厥阴经与目系相连。此外,另有学者认为本病为"气虚血瘀,玄府闭塞""肝胆郁热"所致。然而,"五脏六腑之精气"皆秉承于三焦气化之所得,因此,本病的根本病机属三焦气化失司。可因下焦气化失常升降失司,出现气血痰浊上逆,蒙蔽清窍;也可因三焦气化不利,精血生化不足,或上行通道受阻,精血不能上达目窍而发病。

1. **实证**

主证:视野缺损,视物模糊,烦躁易怒,面红目赤,自觉眼胀痛,舌红绛,苔黄腻,脉弦数。血瘀证者常舌暗,苔白,舌边有瘀点,脉弦涩。

治法:疏调三焦,清肝泻胆,活血化瘀,豁痰开窍。

主穴:膻中、中脘、气海、血海、足三里、外关;头皮针视区。

配穴:光明、合谷、太冲、膈俞、丰隆。

操作:头皮针视区,进针方向与头皮成 15°~30° 角,沿皮将针体快速推至帽状腱膜下层,进针 1 寸后,施捻转补法;光明、合谷、太冲直刺 1 寸,膈俞直刺 0.5 寸,施捻转泻法;丰隆直刺 1 寸,施捻转提插泻法。

方解:三焦针法主穴以疏调三焦,升清降浊;头皮针视区可改善皮层性视觉障碍;合谷配太冲,可平肝息风;光明穴为足少阳络穴,可疏肝明目;丰隆豁痰开窍,血海、膈俞相配可活血化瘀。

2. **虚证**

主证:视野缺损,视物模糊,常伴腰酸膝软,肌肤不仁,手足麻木,阴虚阳亢者兼头晕头痛,耳鸣目眩,舌淡或红,苔薄或腻,脉细数或弦。

治法:调补三焦,滋阴潜阳,补益气血。

主穴:膻中、中脘、气海、血海、足三里、外关;头皮针视区。

配穴:中封、复溜、脾俞。

操作:头皮针视区操作同上;中封,直刺1寸,施捻转补法;复溜,直刺1寸,施捻转补法;脾俞,直刺0.5寸,施捻转补法。

方解:三焦针法主穴以调补三焦,升清降浊;头皮针视区可改善皮层性视觉障碍;中封、复溜可滋补肝肾;足三里、血海、气海、脾俞相配可健脾益气补血。

[典型病案]

姜某,男,63岁,2015年3月27日就诊。

患者1个月前因"右侧枕叶急性梗死"而出现双目右侧同向性偏盲,在某三甲医院常规住院治疗,出院时症状仍存而来门诊治疗。症见:神清,精神可,面色荣润,双目向右侧视物不明,重影,纳可,寐安,舌红苔少,脉弦细数。既往高血压病史12年。西医诊断:脑梗死,偏盲。中医诊断:视瞻昏渺,证属三焦气化失司,以下焦肝肾亏虚动风为主。治在"三焦针法"基础上,加头皮针视区、合谷、太冲、中封、复溜。诸穴留针30min,每日1次。

经治疗15次,患者视物不明症明显减轻,复查双眼视野,由双眼右侧四分之三象限缺损变为仅二分之一不完全性缺损;后又继续治疗32次,可独自读书看报等,生活基本自理。

第七节 头 痛

一、概述

头痛为临床最常见症状之一,它通常指局限于头颅上半部,包括眉弓、耳轮上缘和枕外隆凸连线以上部位发生的疼痛。

二、病因

引起头痛的病因众多且十分复杂。大致可分为原发性和继发性两类。原发性:常见的如偏头痛、紧张性头痛、丛集性头痛(组胺性头痛)等。继发性:①感染,颅脑感染或全身感染性疾患均可引发头痛,较常见的有脑膜炎、脑脓肿、颅内寄生虫感染(如囊虫、包虫)、流行性感冒、肺炎等;②血管病变,蛛网膜下腔出血、脑出血、脑栓塞、高血压脑病、脑供血不足、脑血管畸形等;③占位性病变,如颅脑肿瘤、颅内转移瘤、瘤样炎性脱髓鞘病等牵引颅内疼痛敏感物质而引发头痛;④头面颈部病变,如三叉神经、舌咽神经及枕神经痛,青光眼、鼻及鼻窦疾患和牙痛可扩散或反射到头面部,引发头痛;⑤全身系统性疾病,如高血压病、贫血、肺性脑病、中暑等;⑥颅脑外伤,如脑震荡、脑挫伤、硬膜下血肿、颅内血肿、脑外伤后遗症;⑦毒物及药物中毒,如酒精、一氧化碳、有机磷、药物(如颠茄、水杨酸类)等中毒;⑧内环境紊乱及精神因素,如月经期及绝经期头痛,低血糖、高碳酸血症,神经症、癔病中也经常出现头痛;⑨颈椎病引起的枕神经痛。

三、辨证论治

《医碥·头痛》中:"头为清阳之分,外而六淫之邪相侵,内而脏腑经脉之邪气上逆,皆能乱其清气,相搏击致痛。"即指出头痛可因外邪或五脏六腑及六经邪气引起。《普济方·头痛附论》曰:"若人气血俱虚,风邪伤于阳经,入于脑中,则令人头痛也。"言明人体气血虚弱,外加复感风邪可引发头痛。此外,《丹溪心法·头痛》中有"头痛多主于痰",还有痰厥头痛、气滞头痛、瘀血头痛之名。而外感六邪致头痛,可因三焦气化失司在先,机体营卫生成受损,卫外不固引起,五脏六腑及六经邪气、痰浊、瘀血、气血虚弱等因素均涉及三焦气化。因此,本病病机乃三焦气化失司,或因三焦气化失司在先,人体易感风寒湿热诸邪致精华内闭引起气血虚弱致空窍失养而不能升清降浊,痰浊瘀血阻窍;或因下焦肝肾亏损、肝阳上亢致脑髓空虚或火扰清空而发头痛。

1. 实证

主证:头痛,或发于感受外邪之后,或兼心烦易怒,胁痛,面红口苦,舌红苔黄,脉弦;或兼呕恶痰涎,舌红苔白腻,脉滑;或痛处固定不移,舌紫暗,苔薄白,脉细涩。

治法:疏调三焦,益卫固表,清肝泻火,豁痰化瘀止痛。

主穴:膻中、中脘、气海、血海、足三里、外关。

配穴及操作:

(1)前额头痛:加印堂、上星、阳白、合谷、内庭。印堂,直刺 0.5 寸,施雀啄泻法;上星、阳白,向上平刺 0.5 寸,施捻转泻法;合谷,直刺 1 寸,施捻转平补平泻法;内庭,直刺 0.5 寸,施捻转平补平泻法。

(2)两侧头痛:加风池、颔厌、率谷、角孙、丝竹空、足临泣。风池,直刺 1 寸,施捻转泻法;颔厌,直刺 1 寸,施捻转泻法;率谷、角孙,向后斜刺 1 寸,施捻转泻法;丝竹空,直刺 0.5 寸,施捻转泻法;足临泣,直刺 0.5 寸,施捻转泻法。

(3)枕后痛:加风池至承灵、完骨至率谷、天柱至通天的排刺,以上穴位均向下进针且与头皮成 15°~30° 角,沿皮将针体快速推至帽状腱膜下层,进针 1 寸后,施捻转泻法;后溪,直刺 1 寸,施捻转泻法;1~3 颈椎夹脊刺。

方解:三焦针法主穴以疏调三焦,升清降浊。前额头痛为局部取穴,辅以大肠经原穴合谷,属阳主表,疏风散表以止痛;

远端阳明经荥穴内庭,泻热止痛。两侧头痛为局部取穴,辅以少阳胆经属木之输穴足临泣,清泻肝胆、平肝潜阳而止痛。枕后痛为局部取穴,辅以八脉交会穴通督脉之后溪,1~3 颈椎夹脊穴以通经活络止痛。

2. 虚证

主证:头痛,腰膝酸软,神疲乏力,遗精带下,心悸不宁,舌红或淡,苔少或薄白,脉细弱,尺脉无力。

治法:调补三焦,补肾养血。

主穴:膻中、中脘、气海、血海、足三里、外关。

配穴及操作:风池、完骨、天柱、太溪直刺 1 寸,施捻转补法。

方解:三焦针法主穴以调补三焦;"阳气者,精则养神,柔则养筋",风池、完骨、天柱振奋太阳、少阳经气以提升阳气补益脑髓;太溪,少阴经原穴,可滋阴补肾。

[典型病案]

董某,男,62 岁,于 2014 年 11 月 7 日就诊。

主诉为头痛间断发作 10 年余。10 年来患者每于劳累、饮酒、抽烟后出现头额部、颠顶部持续性疼痛伴胀闷感,近两年发作较前频繁,严重时恶心、呕吐,无视物模糊、眼前光点、耳鸣等症状,自服脑宁片,疗效不显。曾就诊于某三甲医院,头部 MRI 未见明显异常,诊为"神经性头痛"。现患者近两年发作次数较前频繁,无明显诱因即出现,神清,精神可,头额部、颠顶部持续性涨痛,寐差,梦多,平素乏力,二便正常,血压偏低,90/60mmHg,既往史:胆囊炎病史 3 年。查体病理体征(-)。脉沉细,舌质淡,苔白。西医诊断:神经性头痛。中医诊断:头痛,证属三焦气化失司,以中下焦脾肾亏虚为主。取穴:膻中、中脘、气海、血海、足三里、外关、风池、完骨、天柱、脾俞、胃俞、太溪。留针 20min。每周 3 次。一诊后,患者自觉头痛症状明显缓解。治疗 11 次后头痛症状消失,巩固治疗 3 次。随访半年,未再发。

第八节 眩 晕

一、概述

当患者的空间定向产生障碍,自觉周围物体旋转或自身旋转、摇晃,物体向一侧移动,上升下降等,称为眩晕。是前庭神经病变最常见的症状。

二、病因

依据发病性质,本病可分为假性眩晕和真性眩晕。假性眩晕多为全身性疾病影响到产生眩晕的前庭系统大脑皮质中枢,常见的有高血压、低血糖、贫血、尿毒症及神经症等。真性眩晕根据发病部位,临床可分为周围性眩晕和中枢性眩晕。周围性眩晕为前庭器官和前庭神经的内听道部分病损所致,多突然发生,起病急,发病时间较短,但程度较重,可伴有耳鸣耳聋症状。常见的疾患有梅尼埃病、中耳感染、乳突及迷路感染、前庭神经炎、耳部带状疱疹、急性前庭神经损伤、耳咽管堵塞、外耳道盯聍及某些药物中毒(如链霉素、苯妥英钠中毒)等。中枢性眩晕为前庭系统中枢部病损所致,逐渐起病,发作时间较长,但程度较轻,多见于听神经瘤、颅内压增高、脑供血不足、颈部疾患、颅脑外伤、前庭神经元炎、多发性硬化、小脑脑桥角肿瘤、第四脑室(包括小脑蚓部)及脑干内肿瘤、癫痫等。本部分主要探讨非占位性病变所致眩晕的治疗。

三、辨证施治

《素问·至真要大论》言"诸风掉眩,皆属于肝",指出眩晕可因肝阳上亢化风而发病。《灵枢·口问》曰:"故上气不足,脑为之不满,耳为之苦鸣,头为之苦倾,目为之眩。"《证治汇补·眩晕》中有"此眩晕生于血虚也",表明气血亏虚可致眩晕。《灵枢·海论》曰"髓海不足,则脑转耳鸣",认为肾精亏虚亦可引发本病,此外,朱丹溪还认为"无痰不作眩"。总之,眩晕之因在于风火痰虚,综合起来,本病病机与三焦气化失司有关,或因上焦、中焦气化失常致气血生化无源而脑失所养;或因下焦肝阳上亢致肝风上扰清空,或因下焦肾精亏损致髓海不足;或因三焦通道不畅,不能升清降浊,痰浊阻窍而引发眩晕。

1. 实证

主证:眩晕,头涨或重,症状可随情绪变化而变化,急躁易怒,痰浊阻滞者伴胸闷恶心,食少多寐,舌红,苔黄腻,脉弦数或滑。

治法:疏调三焦,清肝泻火,豁痰开窍。

主穴:膻中、中脘、气海、血海、足三里、外关、百会、四神聪、头维、风池。

配穴:合谷、太冲、丰隆。

操作:百会、四神聪,直刺 0.5 寸,施捻转平补平泻法;头维,斜刺 0.5 寸,施捻转泻法;风池,针尖向鼻尖方向斜刺 1 寸,施捻转泻法;合谷、太冲,直刺 1 寸,施捻转提插泻法;丰隆,直刺 1 寸,施捻转提插泻法。

方解:三焦针法以疏调三焦,升清降浊;百会、四神聪、头维、风池,疏调头部气机,清利头目而止晕;合谷、太冲,可疏肝理气;丰隆,可利湿化痰开窍。

2. 虚证

主证:眩晕,劳累易发,动则加剧,唇甲不华,神疲懒言,腰酸膝软,舌淡或红,苔薄或无苔,脉细。

治法:调补三焦,补肾健脾。

主穴:膻中、中脘、气海、血海、足三里、外关、百会、四神聪、头维、风池、悬钟。

配穴:脾俞、肾俞。

操作:百会、四神聪,直刺 0.5 寸,施捻转补法;头维,斜刺0.5 寸,施捻转补法;风池,针尖向鼻尖方向斜刺 1 寸,施捻转补法;悬钟,直刺 1 寸,施捻转补法;脾俞、肾俞,直刺 0.5 寸,施捻转补法。

方解:三焦针法主穴以调补三焦,升清降浊;百会、四神聪、头维、风池,疏调头部气机,清利头目而止晕;悬钟,为八会穴之髓会,充养脑髓;脾俞、肾俞,滋补脾肾。

[**典型病案**]

冯某,女,64 岁,于 2015 年 3 月 27 日就诊。

主诉为间断眩晕不适 7 年,加重 1 年。患者 2007 年脑外伤后出现眩晕,后逐渐好转。2008 年患者无明显诱因出现天旋地转样眩晕,呕吐,全身乏力,心慌,无胸前区疼痛,就诊于当地医院,治疗(具体治疗不详)后症状好转。自此后患者劳累或情绪波动后即出现昏沉状眩晕。刻下见患者神清,精神可,眩晕,为昏沉状,偶伴后枕部头痛,饮纳尚可,二便调,寐略差,多梦,舌略红无苔,脉弦细数。查体:血压 160/90mmHg,心率 90 次 /min,律齐。西医诊断:高血压。中医诊断:眩晕,证属下焦气化失司为主。取穴:膻中、中脘、气海、血海、足三里、外关、风池、百会、悬钟。每周 2 次。一诊后患者自觉眩晕止,头目清亮。二诊时患者诉近日眩晕发作次数较前减少,睡中梦亦渐少。六诊时患者诉近 1 周未发眩晕。后患者又巩固治疗 2 次。随访 3 个月，未再发。

第九节　神经源性排尿障碍

一、概述

排尿障碍为排尿动作、排尿量、排尿次数、排尿持续时间等方面出现障碍的统称，包括排尿困难、尿频、紧迫性排尿、多尿、少尿、尿失禁、尿潴留、尿痛等。神经源性排尿障碍是因排尿中枢或其他周围神经病变而引起的此类症状。尿道感染、肾盂积水、尿路结石等原因引起的尿潴留或尿失禁不在此论述范围。

二、病因

排尿需通过自主神经和躯体随意运动共同支配来完成。支配膀胱的神经有位于大脑皮质旁中央小叶的高级排尿中枢，丘脑下部排尿中枢，脑干中枢，脊髓中枢和周围神经。因此，脑部病变（如癫痫、脑肿瘤、脑昏迷、脑动脉硬化等）、脊髓病变（如脊髓炎、脊髓外伤、多发性硬化，或因肿瘤或椎间盘突出引起脊髓受压症状等）、周围神经病变（如腰髓神经根病变、吉兰 - 巴雷综合征等）均可引起神经源性排尿障碍。

三、辨证论治

《素问·灵兰秘典论》曰："膀胱者，州都之官，津液藏焉，气化则能出矣。"明确指出小便的通畅，有赖于膀胱的气化。《素问·经脉别论》又曰："饮入于胃，游溢精气，上输于脾。脾气散精，上归于肺，通调水道，下输膀胱。水精四布，五经并行。"水液的吸收、运行、排泄，还有赖于三焦气化和肺脾肾通调、转输、气化的共同作用,同时需肝的疏泄来协调。李用粹就在《证治汇补·癃闭》中指出本病:"有热结下焦,壅塞胞内,而气道涩滞者;有肺中伏热,不能生水,而气化不施者;有脾经湿热,清气郁滞,而浊气不降者;有痰涎阻结,气道不通者;有久病多汗,津液枯耗者;有肝经忿怒,气闭不通者;有脾虚气弱,通调失宜者。"因此,本病病机总属三焦气化的失常,上焦心肺、中焦脾胃、下焦肝肾、胆与膀胱中任一脏腑功能失调,均可导致三焦气机不利,气血津液升降出入的道路不畅,以致水道不通,膀胱气化不利,出现尿液排泄障碍。

1. 上焦通调失职,下焦水道闭塞

主证:多为感受外邪后出现小便点滴不爽,并兼有发热不恶寒、或微恶寒、无汗或少汗、口干,烦渴欲饮,或有咳喘,呼吸短促,舌红,苔黄,脉滑数。

治法:疏调三焦,清肺泻热。

主穴:膻中、中脘、气海、血海、足三里、外关、关元、三阴交。

配穴:风池、曲池。

操作:关元,直刺 2~2.5 寸,施捻转平补平泻法;三阴交,直刺 1 寸,施捻转平补平泻法;风池,向鼻尖方向斜刺 1 寸,施捻转泻法;曲池,直刺 1 寸,施捻转泻法。

方解:三焦针法主穴以疏调三焦;关元、三阴交,均为足三阴经交会穴,阴经循行少腹或阴器,能通调下焦气机而助膀胱气化;风池,外关,疏风解表;曲池,疏散风热。

2. 中焦运化失调,下焦水道闭塞

主证:倦怠乏力,食欲不振,气短,声低语怯,小腹坠胀,时欲小便而不得出,或量少而不畅,舌淡,苔薄,脉细弱。

治法:调补三焦,升清降浊。

主穴:膻中、中脘、气海、血海、足三里、外关、关元、三阴交。

配穴:脾俞、肾俞。

操作:关元,直刺 2~2.5 寸,施捻转平补平泻法;三阴交,直刺 1 寸,施捻转平补平泻法;脾俞、肾俞,直刺 0.5 寸,施捻转补法。

方解:三焦针法主穴以疏调三焦;关元、三阴交,均为足三阴经交会穴,阴经循行少腹或阴器,能通调下焦气机而助膀胱气化;脾俞、肾俞、关元相配,可补益脾肾而助膀胱气化。

3. 下焦气化失常,膀胱气化不利

主证:除小便点滴不爽的主症外,肾阳虚者兼见小便排出无力,面色㿠白,精神萎靡,畏寒,腰膝酸冷无力,舌淡,苔白,脉沉细;下焦湿热兼见小腹胀满,小便量少而短赤灼热,口黏,或口渴不欲饮,舌红,苔黄腻,脉数;肝气郁滞者兼见情志抑郁或易怒,胁腹胀满痛,舌红,苔薄或薄黄,脉弦。

治法:疏调三焦,通利小便。

主穴:膻中、中脘、气海、血海、足三里、外关、关元、三阴交。

配穴:肾俞、阴陵泉、行间、合谷、太冲。

操作:关元,直刺 2~2.5 寸,施捻转平补平泻法;三阴交,直刺 1 寸,施捻转平补平泻法;肾俞直刺 0.5 寸,施捻转补法;阴陵泉、太冲直刺 1 寸,行间、合谷直刺 0.5 寸,施捻转提插泻法。

方解:三焦针法主穴以疏调三焦;关元、三阴交,均为足三阴经交会穴,阴经循行少腹或阴器,能通调下焦气机而助膀胱气化;肾俞、关元,可温肾固本;阴陵泉、行间,清利湿热;合谷、太冲,可疏肝理气。

[**典型病案**]

张某,女,59 岁,2010 年 11 月 30 日初诊。

主诉为尿频、尿急、尿痛伴阴道左侧壁疼痛 1 年余。曾于多家医院诊为泌尿系感染、间质性膀胱炎、萎缩性阴道炎,予以对症治疗,效果不显。症见:精神差,面色淡白,神情疲惫,语声低微,尿频,尿痛,阴道左侧壁疼痛,腰痛,尿急,5~15min 即需如厕,于夜间及平日精神紧张时尤甚,食欲不振,口干,寐差,大便每天 3~4 次,成形,舌淡红、边有齿痕、后部苔腻,脉沉迟。证属三焦气化失司,以中下焦气化不利之脾肾亏虚、气血不足为主。治予膻中、中脘、气海、血海、足三里、外关、关元、三阴交、脾俞、肾俞,留针 30min,每周 2 次。

治疗 3 次后,患者即见如厕次数有所减少,贮尿时间较前略延长,10~20min 如厕 1 次,食欲较前增强,口干、腰痛、阴部疼痛较前缓解。治疗 15 次后,患者面色红润,精神好,尿急、尿痛等症大减,20~30min 如厕 1 次;治疗 30 次后,患者已基本恢复正常,日间排尿 5~7 次,夜间 1~2 次。后患者偶有遗尿感,经如上治疗后恢复。随访 3 个月,未再发。

第十节 腹 泻

一、概述

腹泻主要以大便次数增多、粪质稀薄为特点,且常伴有排便急迫感、肛门不适等症状。在临床中,根据发病急缓可分为急性腹泻和慢性腹泻,前者发病急、持续时间短,病程一般 2~3 周内;后者一般指病程在 2 个月以上或间歇期在 2~4 周内的复发性腹泻。

二、病因

腹泻可由多病原多因素所引起。①当食用浓缩及较难消化吸收的物品时,血浆和肠腔的渗透压可能增大,发生高渗性腹泻。如硫酸镁、氢氧化镁、甘露醇、乳果糖及先天性乳糖酶缺乏引起未消化乳糖聚集等,均可引起高渗性腹泻。②当某些病变造成小肠对脂肪、糖及蛋白质等吸收不良或肠黏膜异常时可引起吸收不良性腹泻,如慢性胰腺疾病、胆道梗阻、惠普尔病、右心衰竭、门静脉高压等,均可引发腹泻。③当某些物质导致胃肠道水和电解质分泌过盛时可引起分泌性腹泻,如胆酸、脂肪酸、大肠杆菌、霍乱弧菌、沙门菌等病菌,番泻叶、芦荟、酚酞等通便药。④当肠黏膜炎症或溃疡时可引发渗出性腹泻,如溃疡性结肠炎、克罗恩病等。⑤当胃肠运动异常时出现运动性腹泻,如肠易激综合征、甲亢、胃泌素瘤、甲状腺髓样癌等。

三、辨证论治

《医学心悟·泄泻》书云:"湿多成五泻,泻之属湿也明矣。然有湿热,有湿寒,有食积,有脾虚,有肾虚,皆能致泻,宜分而治之。"即指出感受外邪、饮食所伤、脾虚及肾虚,均可引起本病。《景岳全书·泄泻》篇又有:"凡遇怒气便作泄泻者……盖以肝木克土,脾气受伤而然。"说明情志失调也可导致肝脾不和而发病。本病病机:或三焦气化失司在先,或因饮食所伤、脾胃虚弱致中焦气化失常,从而引发脾胃升降失调;或因肝气郁结,横逆乘脾;或因肾阳虚衰,殃及脾胃;或因三焦气化失司,机体营卫生成受损,卫外不固则易受六淫侵袭,脾为外邪所困而发病。

1. 实证

主证:腹泻腹痛,泻下物味臭,泻后痛减,舌苔黄厚腻,脉滑数。肝气乘脾者,常可因情绪变化而现腹痛腹泻,舌淡红,脉弦。

治法：疏调三焦,疏肝清热,消食导滞。

主穴：膻中、中脘、气海、血海、足三里、外关、天枢、三阴交。

配穴：下巨虚、合谷、太冲。

操作：天枢、三阴交、下巨虚,直刺 1 寸,施捻转泻法;合谷、太冲,直刺 1 寸,施捻转提插泻法。

方解：三焦针法主穴以疏调三焦,升清降浊;天枢,为大肠募穴,可调理肠腑;三阴交、下巨虚相配可清利湿热;合谷、太冲可疏肝理气。

2. 虚证

主证：腹痛不剧,泻下物清稀不臭,水谷不化,伴面色萎黄,肢倦乏力,舌淡苔白,脉细弱。肾阳虚者腹泻常在黎明前发生,腹痛,肠鸣即泻,泻后则安,常伴形寒肢冷,腰膝酸软,舌淡苔白,脉沉细。

治法：调补三焦,健脾温肾,固涩止泻。

主穴：膻中、中脘、气海、血海、足三里、外关、天枢、三阴交。

配穴：关元、脾俞、肾俞。

操作：天枢、关元、三阴交,直刺 1 寸,施捻转补法;脾俞、肾俞,直刺 0.5 寸,施捻转补法。

方解：三焦针法主穴以调补三焦,升清降浊;脾俞、足三里相合可健脾益气;肾俞、关元相配可温肾固摄。

[典型病案]

患者,男,73 岁,农民,2013 年 8 月 23 日就诊。

主诉为化疗半个月后突发腹泻 2 天。2 个月前行胃癌手术,术后化疗,化疗期间无明显诱因突发腹泻,自行服用复方黄连素片、蒙脱石散及藿香正气水等药物治疗,效果不佳,遂来我科就诊。症见：大便为黄水样便,日 4~6 次,无腹痛、腹胀,声低,周身乏力。查：面色萎黄无华,腹部平坦,腹软,无压痛及反跳痛,舌淡苔薄白,脉细弱。大便常规示:黄水样便。镜检无异常。中医诊断:泄泻,辨证属中焦脾气虚弱为主而致三焦气化失司。治予膻中、中脘、气海、血海、足三里、外关、天枢、三阴交、脾俞,留针 30min,每日 1 次。治疗 1 次后,腹泻次数减少,3 次而愈。随访 3 个月,未再发。

第十一节　心　悸

一、概述

心悸是指患者自觉心动不安,甚则不能自主的一种病症,常伴心前区不适的主观感觉。

二、病因

引起心悸的原因较多,大致可分为三类。①某些生理状况,表现为心脏搏动增强,如剧烈运动、过度紧张、精神兴奋、惊吓,过量饮酒、浓茶、咖啡等情况,及应用某些药物(如肾上腺素、异丙肾上腺素、氨茶碱、阿托品等)。②病理性因素,如心室肥厚心功能代偿期、甲状腺功能亢进性心脏病、高血压心脏病、风湿性心脏病、心肌炎、心肌病、冠心病等疾患,严重贫血、高热、低血糖、嗜铬细胞瘤等,可出现心律失常,包括心动过速、心动过缓、期前收缩、房扑、房颤。③可见于心血管神经症,以自主神经功能紊乱所引起最为常见,多发于女性,如神经衰弱、更年期综合征、焦虑或情绪激动时多见。本部分主要论述心血管神经症和心律失常的治疗。

三、辨证论治

《证治汇补·惊悸怔忡》中云:"人之所主者心,心之所养者血,心血一虚,神气失守……此惊悸之所以肇端也。"是说心血不足,心失所养而出现心悸。《景岳全书·怔忡惊恐》又谓:"此证惟阴虚劳损之人乃有之,盖阴虚于下,则宗气无根,而气不归源,所以在上则浮撼于胸臆……虚甚者动亦甚。"为阴虚火旺扰心之说。《济生方·惊悸》曰:"夫怔忡者……多因汲汲富贵,戚戚贫贱,又思所爱,触事不意,真血虚耗,心帝失辅,渐成怔忡。"即是说思虑过度,劳伤心脾,而心失所养。此外,《伤寒明理论·悸》中尚有"水停心下"及"心阳虚致悸"的观点,《素问·痹论》中又有"心痹者,脉不通"之说,《丹溪心法·惊悸怔忡》篇有"痰因火动"之论。因此,总的看来,其病机应属三焦气化失司,或因上焦、中焦气化失常致使心血不足或心阳不振而心失所养,或因下焦气化失常致使肾水亏虚,虚火妄动,上扰心神,或因三焦通道不畅,不能升清降浊,痰浊、瘀血致心脉痹阻而发病。

1. 实证

主证:心悸不宁,胸脘不舒,水饮凌心者渴不欲饮,恶心吐涎,小便短少,下肢浮肿,舌苔白滑,脉弦滑;心血瘀阻者心痛时作,唇甲青紫,舌质紫暗,脉沉或涩。

治法:疏调三焦,化瘀行水。

主穴:膻中、中脘、气海、血海、足三里、外关、内关、心俞、厥阴俞、丘墟透照海。

配穴:阴陵泉、膈俞。

操作:内关,直刺 1 寸,施捻转平补平泻法;心俞、厥阴俞,直刺 0.5 寸,施捻转平补平泻法;丘墟穴透刺照海穴,施捻转平补平泻法;阴陵泉,直刺 1 寸,施捻转泻法;膈俞,直刺 0.5 寸,施捻转泻法。

方解:三焦针法主穴以疏调三焦;心俞、厥阴俞为心和心包经背俞穴,可调补心气;内关,为心包经络穴,可宁心定悸;

丘墟,属足少阳胆经,照海,属足少阴肾经,且为阴跷脉的会穴,以上三经循行均与心、胸相系,属远端取穴,二穴共奏安神定悸之功;阴陵泉可健脾利湿;膈俞、血海可活血化瘀。

2. **虚证**

主证:心悸不宁,善惊恐,面色无华,倦怠乏力,或手足心热,腰膝酸软,或形寒肢冷,舌红少苔或舌淡苔白,脉细弱。

治法:调补三焦,安神定悸。

主穴:膻中、中脘、气海、血海、足三里、外关、内关、心俞、厥阴俞、丘墟透照海。

配穴:脾俞、胆俞、太溪。

操作:内关,直刺1寸,施捻转平补平泻法;心俞、厥阴俞,直刺0.5寸,施捻转平补平泻法;丘墟穴透刺照海穴,施捻转平补平泻法;脾俞、胆俞,直刺0.5寸,施捻转补法;太溪,直刺1寸,施捻转补法。

方解:三焦针法主穴以调补三焦;心俞、厥阴俞为心和心包经背俞穴,可调补心气;内关,为心包经络穴,可宁心定悸;丘墟、照海共奏安神定悸之功;脾俞、足三里可补益心脾;胆俞可镇惊安神;太溪可滋阴降火。

[典型病案]

郭某,女,68岁,2014年10月21日初诊。

主诉为阵发性心慌10余天。10余天前患者无明显诱因出现心慌,突发突止样发作,一天可发作5~8次,每次可持续4~5min,并伴有胸闷、憋气,偶有胸前区疼痛,活动后症状加重,休息后可缓解。曾就诊于某三甲医院,查ECG未见明显异常,给予芪参益气滴丸、坎地沙坦酯及非洛地平缓释片治疗。自觉症状变化不明显,欲求进一步中医诊治而至我门诊。症见:患者神清、精神可,时有胸闷、憋气、心慌,手足心热,饮纳尚可,寐差,二便调,舌红苔薄黄,脉细数。血压

125/80mmHg,心率90次/min,律齐。既往高血压病史,滑膜炎病史。中医诊断为心悸,证属下焦气化失司而致整体三焦气化失常。取穴:膻中、中脘、气海、血海、足三里、外关、内关、心俞、厥阴俞、丘墟、照海、太溪。操作同上。每周2次。

二诊时患者诉心慌较前明显改善,偶劳累后略有心慌、胸闷感,无胸痛,余无明显不适,舌淡红,苔薄白,脉弦。血压118/75mmHg,心率70次/min,律齐。继前法治疗。针5次后,患者诉近1周未再发心慌、胸闷症状。嘱其巩固治疗2次。后随访3个月,患者未再发作心慌。

第十二节　便　秘

一、概述

便秘为临床常见症状之一,主要以患者排便次数减少、排便困难、粪质干结艰涩为主要临床表现。一般病程超过6个月即为慢性便秘。

二、病因

便秘可分为继发性和原发性(也称为功能性)两类。前者病因主要包括:①肠管器质性疾患,如肿瘤造成的狭窄和阻塞、憩室、炎症性肠病、局部缺血、先天性巨结肠、肠扭转和术后狭窄等;②肠道平滑肌病变,如平滑肌肌病、强直性肌营养不良和进行性系统性硬化;③神经系统疾患,包括中枢神经系统病患如脊髓损伤、马尾肿瘤、腰椎间盘疾病、脊柱结核、多发性硬化、帕金森病、脑卒中和脑肿瘤等;周围神经系统疾病如自主神经疾病、神经纤维瘤、神经节瘤等;④内分泌和代谢性疾患,包括糖尿病、高钙血症、低钾血症、卟啉病、甲状腺功能减低、全垂体功能减退、甲状旁腺功能亢进、假性甲状旁腺功能减退、嗜铬细胞瘤、胰高血糖素瘤等；⑤系统性疾患，如硬皮病、红斑狼疮等；⑥某些药物，如铁剂、阿片类药、抗抑郁药、抗帕金森病药、钙通道阻滞剂、利尿剂及抗组胺药等；⑦神经心理因素。后者的病因尚不明确，与多种因素有关，包括：①结肠运动功能紊乱，常见于肠易激综合征；②老年体弱，活动过少，腹肌及盆腔肌张力不足，推动力欠佳；③滥用泻药，形成药物依赖，造成便秘；④进食、膳食纤维或体内水分不足等。

三、辨证施治

《杂病源流犀烛·大便秘结源流》曰："肺气壅蔽不能下降大肠，而诸气之道路因以闭塞，噫逆泛满，此又由气失升降之常者也。"指出肺气郁滞而致运行诸气道路（即三焦）闭塞而气机失调出现便秘。《诸病源候论·大便病诸候》中云："大便难者，由五脏不调，阴阳偏有虚实，谓三焦不和，则冷热并结故也。"因此，便秘的形成实由三焦气化失司所致。上焦心肺、中焦脾胃、下焦肝肾功能失常，均可致三焦气化失司而引起气血津液的代谢障碍而出现便秘。

1. **实证**

主证：大便干结，小便短赤，或兼有腹胀腹痛，口干口臭。肝气郁滞者嗳气频作，胸胁痞满，舌质红，苔黄腻，脉滑数或弦。

治法：疏调三焦，清热顺气。

主穴：膻中、中脘、气海、血海、足三里、外关、天枢、上巨虚、支沟、水道、归来。

配穴：曲池、内庭、合谷、太冲。

操作：天枢、上巨虚，直刺1.5寸，施捻转提插泻法；支沟、内庭、曲池、合谷、太冲，直刺1寸，施捻转泻法，水道、归来，直刺 1.5 寸,施捻转泻法。

方解:三焦针法主穴以疏调三焦,升清降浊;天枢为大肠经募穴,上巨虚为大肠经下合穴,合治内腑,支沟为三焦经输穴,为治疗便秘之经验穴,三穴相配可使调理三焦气机的作用加强而腑气通,水道、归来降胃气通大肠,内庭、曲池可清泻腑热,合谷、太冲可疏调气机。

2. 虚证

主证:大便秘结,或临厕努挣乏力,挣则汗出短气,便后疲乏,或面色无华,头晕目眩,口唇色淡,舌淡苔薄,脉细弱。

治法:调补三焦,益气养血。

主穴:膻中、中脘、气海、血海、足三里、外关、天枢、上巨虚、支沟、水道、归来。

配穴:脾俞、膈俞。

操作:天枢、上巨虚,直刺 1.5 寸,施捻转提插补法;支沟、脾俞、膈俞,直刺 0.5 寸,水道、归来,直刺 1.5 寸,施捻转补法。

方解:三焦针法主穴以调补三焦,天枢为大肠经募穴,上巨虚为大肠经下合穴,合治内腑,支沟为三焦经输穴,为治疗便秘之经验穴,三穴相配可使调理三焦气机的作用加强而使腑气通,水道、归来降胃气通大肠,脾俞、膈俞、气海、足三里健脾益气养血以通便。

[典型病案]

李某,女,70 岁,2013 年 1 月 22 日就诊。

患者便秘 30 余年,大便干燥,3 天才得一行,甚至 1 周 1 次。长期服用中西药物通便,渐渐疗效减退,不得不加大剂量,食欲不振,入眠困难。症见面色微黄,周身乏力,脉沉细少力,舌淡红,苔薄白。中医辨证属三焦气化失司以中焦为主。予以膻中、中脘、气海、血海、足三里、外关、天枢、水道、归来、脾俞、膈俞,每周 4 次。

治疗1个月后,通便药停用,2日1次大便,质干,周身乏力症状明显好转;治疗3个月后,每日大便1次,性状正常,乏力症状消失;为巩固疗效,继续治疗3个月。随访半年,未复发。

第十三节 水 肿

一、概述

水肿通常为皮肤或皮下组织间隙液体过多,而引起全身或身体局部肿胀的症状。根据水肿程度可分为轻、中、重度。轻度水肿仅见于眼睑、眶下软组织,胫骨前、踝部的皮下组织,指压后可见组织轻度凹陷。中度水肿:全身疏松组织均有可见性水肿,指压后可出现明显的或较深的组织凹陷,平复缓慢。重度水肿:全身组织严重水肿,身体低垂部皮肤紧绷发亮,甚至可有液体渗出。

二、病因

当组织液生成超过回流时,会造成水肿。引起组织液生成大于回流的因素主要包括:①毛细血管压力增高。局部静脉回流受阻引起相应部位的组织水肿,如肝硬化引起胃肠壁水肿和腹水,心力衰竭时腔静脉回流障碍则引起全身性水肿。②血浆胶体渗透压降低。见于蛋白质吸收不良或营养不良及伴有大量蛋白尿的肾脏疾患等。③毛细血管通透性增加。血管活性物质(组胺、激肽)、细菌毒素、缺氧等可增加毛细血管壁的通透性而引起水肿。炎症引起的水肿,通常属于此类。④淋巴回流受阻。当淋巴管阻塞,淋巴回流受阻时,就可使含蛋白质的淋巴液在组织间隙中积聚而引起水肿。如恶性肿瘤细胞侵入并堵塞淋巴管；或临床进行广泛摘除淋巴结；丝虫病时，主要淋巴管道被成虫阻塞，引起下肢和阴囊的慢性水肿等。

体内外液体交换障碍。正常人体主要通过肾的滤过和重吸收来调节水和钠盐的摄入量与排出量的动态平衡。任何原因使肾小球滤过率减少或肾小管重吸收增强均可引起水、钠排出减少，在体内积留。①肾小球滤过率下降，如急性肾小球肾炎。②肾小管重吸收增强，如醛固酮和抗利尿激素增多。③其他，如过敏性物质引起的过敏性水肿。

三、辨证施治

《素问·灵兰秘典论》中有"三焦者，决渎之官，水道出焉"，《灵枢·五癃津液别》说"阴阳气道不通，四海闭塞，三焦不泻，津液不化……水溢则为水胀"。《景岳全书·肿胀》谓："凡水肿等证，乃脾肺肾三脏相干之病。盖水为至阴，故其本在肾；水化于气，故其标在肺；水惟畏土，故其制在脾。今肺虚则气不化精而化水，脾虚则土不制水而反克，肾虚则水无所主而妄行。"《医门法律·水肿门》亦云："经谓二阳结谓之消，三阴结谓之水……三阴者，手足太阴脾肺二脏也……然其权尤重于肾。肾者，胃之关也。肾司开阖，肾气从阳则开，阳太盛则关门大开，水直下而为消；肾气从阴则阖，阴太盛则关门常阖，水不通而为肿。经又以肾本肺标，相输俱受为言，然则水病，以脾肺肾为三纲矣。"通过以上条文，不难看出，水肿的形成与三焦气化失司密切相关。多种原因均可导致肺不通调，脾失传输，肾失开合，终至三焦水道不畅，水液集聚而成水肿。

1. 阳水

主证：眼睑浮肿，延及四肢全身，小便不利或短少，或兼恶寒发热，或兼胸闷纳呆，或兼烦热口渴。舌质红，苔薄黄或黄腻,脉滑数或浮数。如水肿甚,亦可见沉脉。

治法:疏调三焦,清热疏风利水。

主穴:膻中、中脘、气海、血海、足三里、外关、合谷、阴陵泉。

配穴:肺俞、脾俞。

操作:合谷,直刺 0.5 寸,施平补平泻法;阴陵泉,直刺 1 寸,施捻转提插补法;肺俞、脾俞,直刺 0.5 寸,均施捻转补法。

方解:三焦针法主穴以疏调三焦,调节整体之气化功能,通利水道;合谷配外关以发汗清热,使水从汗解;肺俞以补肺气疏表利水;脾俞配阴陵泉以健脾利水。

2. 阴水

主证:身肿,腰以下为甚,按之凹陷不易恢复,脘腹胀闷,纳减便溏,腰部及以下冷重酸痛,小便短少,面色萎黄或㿠白,舌质淡胖,苔白,脉沉。

治法:调补三焦,温脾肾之阳以化气利水。

主穴:膻中、中脘、气海、血海、足三里、外关、水分。

配穴:脾俞、肾俞。

操作:水分,直刺 1 寸,施捻转泻法;脾俞、肾俞,直刺 0.5 寸,施捻转补法,然后取约 1 寸长艾条插于脾俞、肾俞、气海、水分针柄上点燃,燃尽后除去。

方解:三焦针法主穴以疏调三焦,调节整体气化功能,通利水道;水分有分流水湿之功,脾俞、肾俞合足三里可健脾利湿,温针灸脾俞、肾俞可温补脾肾,温针灸气海、水分,以助阳化气,温化水湿,气行则水行。

[典型病案]

案 1. 严某,女,64 岁,于 2016 年 7 月 26 日就诊。

主诉:肺癌术后 1 年,左上肢肿胀 3 个月,近 1 周逐渐加重。现病史:2015 年 6 月患者被确诊为周围型肺癌,病理分型为非小细胞肺癌（腺癌），TNM 分期为Ⅱ期。于 2015 年 8月行左下肺叶切除联合局部淋巴结清扫术，术后化疗 6 周期，化疗方案为顺铂＋依托泊苷。出院后每年复查 1 次，无复发及转移。现症：左上肢水肿，较术前周径增加 3cm，皮肤色紫发亮，自觉沉重胀满，活动微受限，伴疲乏、口渴、纳差、寐欠佳，小便短少，舌淡胖，苔白滑，脉沉弱。查患肢动静脉彩超未见血管栓塞。结合患者主诉及病史，西医诊断：肺癌术后淋巴水肿；中医诊断：水肿，证属脾肾虚衰，兼瘀水互结。治以三焦针法结合温针灸补益脾肾，活血利水，通调三焦。取穴及操作按照阴水的治疗方法。每日 1 次，7 次为 1 个疗程。

1 个疗程后，患肢肿胀较前消退，沉重感减轻。2 个疗程后，患肢浮肿明显好转，疲乏、口渴、纳差等症状亦改善。又连续治疗 2 个疗程后，患者左上肢肿胀已退，自诉生活质量亦大大提高。1 个月后随访，未见复发。

案 2. 白某，男，41 岁，初中学历，农民，初诊时间：2012 年6 月 4 日。

主诉为时发头晕伴颜面及下肢浮肿时发 7 个月余，加重4 天。患者自诉 2011 年年末开始时常头晕沉重、颜面及下肢肿胀，周身乏力。先后于多家医院进行血、尿常规检查及 B 超检查未见明显异常，经服用一些利水消炎之中西药物（具体不详），未见明显好转，症状稍有改善但患者精神状态每况愈下，为求进一步治疗，遂来我院。现患者头晕沉重，颜面浮肿，双眼睑如卧蚕状，肿处皮肤绷紧光亮，睁眼、张口费力，少气懒言，神疲乏力，体重节痛，双下肢浮肿，按之有凹陷，胸脘痞闷，纳差，夜寐不安，多梦，小便短赤，大便秘结。患者既往曾于12 年前患急性黄疸性肝炎，经治痊愈；中度脂肪肝病史 8 年。检查：血压 130/75mmHg，心率 74 次 /min，双下肢浮肿（++）。心脏及肝肾功能检查未发现异常。舌质红，苔黄腻，脉滑数。

西医诊断：疲劳综合征；中医诊断：水肿（阳水，湿热内盛，壅滞三焦）。治以清利湿热，疏调三焦之法。取穴：膻中、中脘、气海、血海、足三里、外关、百会、四神聪、阴陵泉、风池、水分、太冲、合谷。每穴各行针 1min，留针 30min。1 周 2 次，4 周 1 个疗程。

2012 年 8 月 11 日二诊，患者疲乏及体重节痛症状减轻，纳可，二便基本正常，颜面及下肢浮肿减轻，偶有头晕颜面不适感，心慌气短，背腰部胀闷不舒，咽痛微肿，继续针刺，并辅以中药汤剂黄地散加减服用。中药：佩兰 10g，荷叶 10g，砂仁 10g，生地 15g，黄精 15g，山萸肉 15g，石菖蒲 10g，远志 10g，五味子 10g，茯苓 10g，生甘草 10g，桑寄生 10g，杜仲 10g，黄芪 20g，防己 10g，天麻 15g，川芎 10g。7 剂，水煎，每日 1 剂，分 2 次饭后服。

经 1 个月治疗，头晕乏力消失，颜面浮肿明显减轻，偶感心悸气短，四肢发凉、腰膝酸软，劳累加重，舌尖红，苔薄白，脉弦细。继续针刺及服用中药汤剂（上方去防己 10g、天麻 15g、荷叶 10g、砂仁 10g，加山药 10g、丹参 10g、桂枝 6g）。

继续治疗 2 个月，浮肿消失，遇劳累时，自感下肢肿胀，按之不肿，四肢发凉已除，余无明显不适，未来复诊。

第十四节 癌因性疲乏

一、概述

癌因性疲乏（cancer-related fatigue，CRF）是指与近期的活动量不符，与癌症或癌症的治疗有关，并且妨碍日常生活的一种痛苦的、持续的、主观的、有关躯体、情感或认知方面的疲乏感或疲惫感。该症状具有发生快、持续时间长、程度重、不可预知、不能通过休息来缓解等特点。

二、病因

引起 CRF 的病因大致可分为四类。①生物学因素：不同类型的肿瘤存在不同生物学特性。目前研究发现，IL-1、IL-6、TNF-α 及干扰素等细胞因子可能会诱发癌因性疲乏。此外，肿瘤会导致骨髓抑制出现，导致血红蛋白减少，组织细胞行无氧呼吸引起乳酸堆积，导致疲乏。②治疗相关因素：肿瘤常用的治疗手段如手术、化疗、放疗和生物治疗等会不同程度导致 CRF 的发生。③癌症慢性合并症或治疗并发症的影响：癌症或癌症的合并症如贫血、甲状腺功能紊乱、感染、营养不良等亦为发生疲乏的促进因素。此外，患者在接受肿瘤治疗过程中，大多存在操作性疼痛及神经性疼痛，长期疼痛刺激加之久卧病床破坏正常的生物钟规律，影响睡眠质量、降低食欲，从而加剧疲乏。④心理社会因素：癌症的诊断、癌细胞的神经毒性作用、治疗的影响，以及对预后的担心、功能丧失、社会角色认同、自我形象等因素都会导致患者出现一系列精神心理不良反应，促进和加重疲乏[71]。

三、辨证施治

CRF 当归属于中医学"虚劳"范畴。《内经》曰"邪之所凑，其气必虚"，《景岳全书》曰："凡脾肾不足，及虚弱失调之人，多有积聚之病。"即指出正气（尤以脾肾气）不足是肿瘤发生的内在根本原因。《医宗金鉴·虚劳总括》曰："虚者，阴阳、气血、荣卫、精神、骨髓、津液不足是也；损者，外而皮、脉、肉、筋、骨，内而肺、心、脾、肝、肾消损是也。"《景岳全书·虚损》："病之虚损，变态不同。因有五劳七伤，证有营卫脏腑，然总之则人赖以生者，惟此精气，而病为虚损者，亦惟此精气。气虚者,即阳虚也;精虚者,即阴虚也。"《素问·示从容论》云:"肝虚、肾虚、脾虚,皆令人体重烦冤。"由上分析可知,脏腑筋骨之虚乃濡养不利所致。三焦气化是濡养之源、生命活动之本。因此,三焦气化失司应为 CRF 的根本病机。人体正气虚弱,三焦气化失司产生积聚之病,消耗机体的气血津液,加之放化疗等毒物攻伐,人体正气剧虚,势必加重三焦气化失司,产生痰热瘀毒等有形实邪,这又进一步影响气血津液精的化生输布而发为本病。

1. 气虚(阳虚)

主证:短气自汗,声低气怯,饮食减少,腰酸背痛,倦怠乏力,面色苍白,畏寒肢冷,多尿或不禁,大便溏薄,舌淡或有齿痕,苔白,脉细弱或沉迟。

治法:调补三焦,益气温阳。

主穴:膻中、中脘、气海、血海、足三里、外关。

配穴:天枢、阴陵泉、关元、太溪、心俞、肺俞、脾俞、肝俞、肾俞。

操作:天枢、关元、阴陵泉直刺 1 寸,太溪直刺 0.5 寸,施捻转补法;心俞、肺俞、脾俞、肝俞、肾俞,均向脊柱方向斜刺 0.5 寸,施捻转补法。

方解:三焦针法以疏调三焦,调节整体之气化功能;天枢、阴陵泉健脾利湿;关元、太溪调补肾气;心俞、肺俞、脾俞、肝俞、肾俞调补所病脏腑之虚。

2. 血虚(阴虚)

主证:头晕目眩,耳鸣,心悸怔忡,面色无华,口干唇燥,咽痛,颧红,潮热、盗汗、失眠烦躁,舌淡或舌红,苔少或无苔,脉沉细或细数。

治法:调补三焦,养血滋阴。

主穴:膻中、中脘、气海、血海、足三里、外关。

配穴：三阴交、复溜、中封、心俞、肺俞、脾俞、肝俞、肾俞。

操作：三阴交、复溜、中封，直刺 1 寸，施捻转提插补法；心俞、肺俞、脾俞、肝俞、肾俞，均向脊柱方向斜刺 0.5 寸，施捻转补法。

方解：三焦针法主穴以疏调三焦，调节整体之气化功能；三阴交、复溜、中封补益精血；心俞、肺俞、脾俞、肝俞、肾俞，调补所病脏腑之虚。

附：临床研究

笔者的研究团队观察了三焦针法治 40 例 CRF 患者（来自 2014 年 12 月—2015 年 10 月天津中医药大学第一附属医院肿瘤科住院患者）的临床疗效。我们将 80 例恶性肿瘤患者随机分为对照组和治疗组各 40 例。对照组给予中西医基础治疗；治疗组在对照组基础上联合三焦针法治疗。两组疗程均为 2 周。采用症状分级量化表、多维度疲乏量表（MFI）、焦虑抑郁测评量表（HADS）、癌症治疗功能评估疲乏量表（FACT-F）比较治疗前后两组中医证候积分、疲乏、焦虑与抑郁、生活质量的变化，并进行中医证候疗效比较。结果为治疗组中医证候疗效总有效率为 75%，明显优于对照组的 45%（$P<0.01$）。两组治疗后中医证候积分较治疗前均降低（$P<0.05$ 或 $P<0.01$），且治疗组低于对照组（$P<0.01$）。治疗组治疗后疲乏评分、焦虑与抑郁评分较治疗前明显降低，生活质量评分较治疗前升高（$P<0.05$ 或 $P<0.01$），且治疗组改善程度均优于对照组（$P<0.01$）。结论："三焦针法"可有效改善肿瘤患者的癌性疲乏及其伴随的焦虑与抑郁，提高生活质量[72]。

第三章　三焦针法与疾病治疗

三焦气化失常是诸多疾病的总病机。笔者首先将三焦针法应用于痴呆的临床治疗,取得了良好的临床疗效。在此基础上,又应用于其他神经变性类疾患,也取得了疗效。推而广之,又应用于其他疾患,特别是诸多慢性疑难病症,也有了良好的开端和苗头。将在此章中一一介绍,供临床参考。

第一节　帕金森病

一、概述

帕金森病(Parkinson disease,PD),又称震颤麻痹,为锥体外系疾患,是中老年人常见的神经变性类疾患。其临床表现主要为运动症状和非运动症状,运动症状表现为运动迟缓、静止性震颤和肌强直。非运动症状表现为汗出、认知障碍、抑郁、便秘等。

二、病因病理

帕金森病的主要病理变化为黑质神经细胞的死亡,出现相应多巴胺类神经递质缺失。但其原因,尚不清楚。有诸多因素在研讨中,遗传因素认为与家族 PD 相关基因 PARK1-10 有关,兴奋性毒性因素认为氨基酸和天门冬氨酸异常增高的神经毒为致病原因。此外,还有自由基氧化应激、钙离子细胞内流超载、细胞凋亡、免疫异常、人脑老化等论点。

三、临床症状

1. **运动迟缓** 是帕金森病的主要症状,包括随意运动减少(起步困难,动作迟缓,行动缓慢,包括起床、翻身、转向等活动均缓慢),慌张步态,精细动作差,面具脸等。

2. **静止性震颤** 震颤常是 PD 的首发症状,多从单侧上肢远端开始,延及同侧下肢、对侧上下肢,头、口唇、下颌最后累及。典型特征为拇指和屈曲的食指间呈"搓丸样动作",见于 70% 的患者。

3. **肌强直** 包括铅管样强直和齿轮样强直。肌强直可累及包括面部的全身肌肉,站立时呈特殊姿态,头部微低,躯干前屈,下肢髋关节、膝关节微屈,上肢两肩内收、肘关节微屈、腕关节伸直。将双肘垂直放在桌子上会出现"路标现象"。

4. **非运动症状** 嗅觉障碍;自主神经障碍,如多汗、流涎、直立性低血压、膀胱功能障碍、顽固性便秘等;精神及认知障碍,抑郁、焦虑、激奋等,部分患者发展为痴呆。

四、辅助检查

血液、脑脊液检查均无异常,CT、MRI 也无特异性改变,脑功能显像有一定意义。

1. **多巴胺转运体(DAT)单光子发射计算机断层成像(SPECT)** 当帕金森病诊断困难及特发性震颤和帕金森病鉴别诊断困难时,可以使用 DAT-SPECT 来辅助诊断,以提高帕金森病诊断的准确度。但是这一项目价格昂贵,需注意不适合常规使用。

2. **头颅超声** 可见黑质异常高回声($>20mm^2$)。

3. **心脏间碘苄胍闪烁显像** 可见心脏去交感神经支配。

五、诊断及鉴别诊断

诊断标准可参照英国脑库帕金森病临床诊断标准或中国帕金森病的诊断标准(2016 版)。

鉴别诊断:帕金森病可能有毒物接触、长期用药、脑卒中、颅内感染、脑部外伤等。进行性核上性麻痹多有眼球运动障碍,下视困难;特发性震颤多与姿势有关,多巴胺类药无效,饮酒后减轻。

六、辨证论治

帕金森病属中医学"颤证""痉证""肝风"等范畴。《素问·至真要大论》曰"诸风掉眩,皆属于肝",认为本病主要责之于肝,为肝风内动,气血运行不畅,筋脉失养,以致肢体拘急颤动,强调本病以肝风内动为患。但总体看来本病却与三焦气化失司密切相关。该病临床特征不是单一的运动症状,亦不是个别脏腑发病。其临床表现有少气不足以息,疲劳多汗,为上焦气化失司,胸中宗气生成不足,卫气失固所致。颤动为风,"无痰不作风",为中焦气化失司,水液运化输布不利,水湿痰饮内生所致。中焦气化失司则见营血的生成输布不利,生血渐少则见少气懒言,甚则引起"血虚风动"。中焦之脾胃水谷精微减少,则见肌肉不充,筋脉骨节失于濡养,出现活动无力,肌肉强直,筋脉拘挛。下焦肝肾气化失司则更是本病的重要症结。肝主筋,肝的功能障碍则筋脉收引、拘挛、行动迟缓;肝藏血,精血同源,藏血功能受限则下焦之精血互生受阻。精血的缺失直接影响生命的根本,导致肾精不足。肾为"作强之官,伎巧出焉",肾气化不利,则直接影响着动作的协调。因此,帕金森病患者临床症结为三焦气化失司,而以中下焦症状为主。

治法：益气调血，扶本培元，强筋壮骨，息风止颤。

主穴：膻中、中脘、气海、血海、足三里、外关，头针舞蹈震颤控制区。

配穴：神庭、前神聪、阳陵泉、腕骨、合谷、太冲。

操作：在头针舞蹈震颤控制区基础上加刺神庭、前神聪两穴。如图7(见文末彩图)，上述诸穴组成一个三角形。进针时平刺0.8~1.2寸，施行捻转补法，每次每穴均须行针30s，连续行针3次。阳陵泉、腕骨施捻转补法，合谷、太冲施捻转平补平泻法。

方解：三焦针法主穴以疏调三焦。头针舞蹈震颤控制区，加刺神庭、前神聪，一是两穴具有镇静安神作用，二是对头针的加强。诸穴组成稳定的三角形结构，可使针刺手法产生的生物电磁场稳定且作用持久，加强针刺效应。"久病耗液"，腕骨为小肠经原穴，小肠主液病，液主濡润诸筋，因此针刺此穴可促进液的生成，促进筋脉的濡润。"筋会"阳陵泉，此穴能调养筋脉，缓解PD患者震颤、筋脉拘挛的症状。合谷、太冲名为四关穴，开四关以调阴阳。诸穴并用，可调三焦之气化，和调患者的全身状态，缓解震颤，缓解肌强直，改善诸多运动及非运动症状。

[典型病案]

案1.李某，男，63岁，天津人，2010年11月16日初诊。

主诉为左上肢静止性震颤2年。2年前患者无明显诱因出现左上肢静止性震颤，略乏力，动作减慢，动作时无明显震颤，嗅觉减退4~5年，行走如常。2010年4月曾至某三甲医院就诊，诊为帕金森病，予以多巴丝肼，0.5片/次，3次/d，自觉初期症状可改善，后疗效渐差而寻求中医诊治，遂来我院。现患者神清，精神可，左上肢静止性震颤，略乏力，动作缓慢，嗅觉减退，饮纳可，寐欠安，寐后易醒，大便干，小便可，口干，口苦。查体：左侧路标现象(+)，步态尚正常，巴宾斯基征(–)，查多克征（-），双手霍夫曼征（-），舌略红略胖边有齿痕，苔薄，脉细数。辅助检查：头 MRI 未见明显异常。既往史：体健。西医诊断：帕金森病。中医诊断：颤病。治疗为上述方案加照海穴，照海施捻转补法。每周 3 次，3 个月为 1 个疗程。治疗 1 个疗程后，患者自觉左上肢震颤幅度减小，大便不干，乏力明显减轻，寐尚安，口干、口苦症状消失。患者于 2011 年 2 月自行将多巴丝肼由原来的 0.5 片每日 3 次减少为 0.5 片每日 2 次，观察 2 周，自觉症状无明显变化。继续在门诊治疗。

案 2. 孙某，男，67 岁，工人，天津市人，2018 年 3 月 13 日初诊。

主诉及病史：行走不利 8 年伴记忆力下降 2 年。自 2010 年患者即出现动作迟缓，尤其行走慢，未予重视。2016 年出现小碎步，起步困难，慌张步态明显，伴记忆力下降，曾出现迷路现象，至某三甲医院就诊，诊为帕金森病、痴呆，具体用药不详，症状无明显改善。2017 年 3 月就诊于另一三甲医院，予以灯银脑通胶囊、阿司匹林肠溶片、多巴丝肼、维生素 E 治疗，症状持续进展。为求中医诊疗而至我门诊。患者神清，精神可，自觉四肢僵硬，同时伴静止性震颤，右重左轻，行走起步困难，小碎步且有慌张步态，存在"开关"现象，常因行走问题而摔倒，记忆力下降，不能说出昨日饭菜名称，嗅觉无异常，有视幻觉现象，存在快速眼动期睡眠行为异常，动作缓慢，语音降低，动则汗多，大便干燥，小便可，纳寐尚安，舌略红少苔。查体：血压 130/90mmHg，心率 74 次 /min，律齐，心肺听诊（-），腹部平坦，无压痛、反跳痛，生理反射存在，病理反射未引出。路标现象（+），舌暗略红，苔少，脉细。辅助检查：天津市某三甲医院 MRI（2016 年 3 月 24 日）示：双侧颞顶叶部位萎缩，双侧基底节区脑梗死灶，海马Ⅰ～Ⅱ度萎缩。帕金森病综合评分量表（UPDRS）69 分，简易精神状态检查（MMSE）13 分（时间空间定向、计算力、注意力及视空间能力差）。西医诊断：帕金森病，帕金森痴呆。中医诊断：颤病、呆证。辨证：肝肾不足兼血瘀。治法：益气调血，扶本培元，滋补肝肾，活血化瘀。治疗为上述方案加膈俞、复溜、中封。膈俞施捻转泻法；复溜、中封施捻转补法。每次留针30min，每周治疗4次，3个月为一疗程。治疗2周后，患者自觉双下肢较前有力，治疗1个月后，患者自觉肢体震颤幅度略减小，肢体僵硬感减轻，全身松快，小碎步较前减少，日常行走步伐较前明显增大，记忆力略好转。治疗2个月后，运动症状较前进一步减缓，快速眼动期睡眠行为异常消失，3个月后，2018年6月19日测得UPDRS：42分，MMSE：21分。未再发生迷路现象。患者家属对疗效较满意。适逢盛夏到来，遂自行停止针刺治疗。随访3个月，症状无明显加重。

附1：帕金森病治疗中西医结合思路

帕金森病是慢性进展性神经变性疾患，病程长，无法治愈。虽然有多种西药有一定临床疗效，但皆有副作用。治疗"蜜月期"过后，随着病情的进展疗效渐差或病情无法控制，"开关""异动"现象严重；也有的患者无法承受其副作用。临床上可按如下原则进行：

1. 首先，疾病初期及时应用中医针药能控制病情，可不用西药。

2. 其次，病情加重时，中西医、针药结合，尽量减少西药的应用，延长西药的使用效果及期限。

3. 若已经用西药，再加用中医针药，根据病情酌情减少西药的应用。

附2：临床研究[73]

笔者的研究团队采用三焦针法加减治疗30例帕金森病患者（来自2010年9月—2013年3月天津中医药大学第一附属医院韩景献全国名老中医药专家传承工作室），上述诸穴针刺得气后留针 30min,每周 4 次,3 个月为 1 个疗程,观察 1 个疗程。观察治疗前后日常生活活动(ADL)、简易精神状态检查(MMSE)、改良 Webster 量表、疲劳评分(FS-14)、匹兹堡睡眠质量指数(PSQI)的变化,并对患者治疗前后自汗、流涎、头晕、便秘四类较容易出现的自主神经症状进行比较。所得数据采用 SPSS 统计软件进行统计分析。结果显示,三焦针法针刺治疗前后 ADL 评分无显著改变($P > 0.05$),但平均分可见治疗后较治疗前降低。治疗前后改良 Webster 评分比较有显著差异($P > 0.05$),改良 Webster 量表显示针刺后总有效率为83.3%,轻度患者有效率为 71.4%,中度患者有效率为 100%,重度患者有效率为 25%,多数患者在治疗 3 个月后强直情况、面部表情情况都能有所改善。治疗前后 MMSE 评分比较无显著差异($P > 0.05$)。PSQI 量表显示治疗前后睡眠障碍人数分别为 73.3%、63.3%。治疗前后 FS-14 评分显示有显著差异($P < 0.05$)。针刺治疗前后自汗发病率分别为 33%、16.7%;针刺前后流涎发生率为 23.3%、16.7%;针刺前后头晕的发生率分别为 16.7%、13.3%;针刺前后便秘的发生率分别为 60%、26.7%。研究显示,三焦针法可以有效改善帕金森病患者的运动功能及多种非运动功能,对轻中度 PD 有肯定的疗效。

第二节　进行性核上性麻痹

一、概述

　　进行性核上性麻痹(progressive supranuclear palsy,PSP)是一种较常见的非典型帕金森综合征。特征性的临床表现为垂直性核上性眼肌瘫痪伴姿势不稳易跌倒。本病临床变异性较大,根据 2016 年版《中国进行性核上性麻痹临床诊断标准》,将

PSP 患者分为理查森型、帕金森综合征型、纯少动伴冻结步态型、皮质基底节综合征型、非流利性变异型原发性进行性失语型、小脑共济失调型、行为变异型额颞叶痴呆型共 7 种类型。

笔者临床经验,针刺治疗对理查森型、纯少动伴冻结步态型、小脑共济失调型疗效较好。

二、病因病理

PSP 的病因尚不清楚,高龄是唯一确定的风险因素。本病的病理特征是微管相关蛋白 Tau 的脑内异常聚集,优先涉及底丘脑核,苍白球,纹状体,红核,黑质,脑桥脑膜,动眼神经核,髓质和齿状核。

三、主要临床表现

1. **年龄** 发病年龄一般为 50~70 岁。

2. **核上性眼肌麻痹** 眼肌麻痹最初表现为垂直性的,双眼下视麻痹及反复向后摔倒为本病临床特征。

3. **轴性肌张力障碍** 一般表现为身体中轴伸肌张力增高,特别是颈肌和上部躯干肌,以致身体笔直,颈部过伸、后仰,出现身体前屈、弯腰困难,出现向后摔倒,甚至肘、膝关节均呈伸直状。

4. **假性延髓麻痹** 可能是本病的最早症状,主要表现为构音障碍和吞咽困难。

5. **认知障碍** 主要表现为皮质下痴呆特点,即执行功能下降,记忆损害相对较轻,无失语、失用、失认等大脑皮质性症状。尚有睡眠障碍,情绪和人格改变等。

四、辅助检查

目前对 PSP 最具诊断价值的生物学标志当属影像学技

术。①头颅 MRI 中正中矢状位表现为以中脑萎缩为主的特征性征象:中脑背盖上缘平坦及蜂鸟征。②磁共振帕金森综合征指数 = 脑桥与中脑的面积比值 × 小脑中脚 / 小脑上脚宽度比值>13.55。③中脑和脑桥长轴的垂直线比值<0.52。

五、诊断要点及鉴别诊断

30 岁或 30 岁以后发病,病程逐渐进展为必备条件,垂直性向上或向下核上性凝视麻痹和出现明显的姿势不稳伴反复跌倒为必备症状;凝视麻痹和姿势不稳反复跌倒不典型或仅一种症状者为可疑 PSP。具体参考 2016 版《中国进行性核上性麻痹临床诊断标准》。

临床中应注意与多系统萎缩、皮质基底节变性、帕金森病、额颞叶痴呆、阿尔茨海默病、纹状体黑质变性等疾患相鉴别。

六、辨证治疗

本病可归属于中医学"风痱""痿病"等范畴。"肾者,作强之官,伎巧出焉",主骨,"肝为罢极之官",主筋,故肝肾似为病源之本,实为病疾之终结也。《素问·五脏别论篇》云"胃者,水谷之海,六腑之大源也,五味入口,藏于胃,以养五脏气",因此,肝肾不足,除先天禀赋之外,脾胃虚弱亦是重要原因。但中焦脾胃之运化尚须依靠下焦肾阳之温煦,气血水谷精微之输布又要靠肝胆气机之升提,心气之脉络鼓动,肺气之宣发肃降,即三焦气化功能如常、三焦通道通畅。故三焦气化失司为本病的根本病机。三焦不畅,气血津液精不得输布,脏腑虚损,气血上不达目,下不至足,故目不能下视,足不能任步,心血不足则语音微而颤。

治法:调补三焦,填精益髓,强筋壮骨。

主穴:膻中、中脘、气海、血海、足三里、外关。

配穴及操作：理查森型中轴性肌张力增高加头针舞蹈震颤控制区，施捻转补法，操作参考帕金森病治疗部分。纯少动伴冻结步态型加委中、阳陵泉；委中，使患肢抬起，行提插泄法使下肢轻微抽动即取针，阳陵泉，针刺1.2寸，施捻转提插补法。小脑共济失调型加枕三经排刺，刺法操作参考小脑性共济失调部分。吞咽困难加上廉泉，向咽喉方向直刺1.5~2寸；翳风，向咽喉方向直刺2~3寸，均行捻转平补平泻法。眼肌麻痹加睛明、球后，避开眼球直刺0.5~1寸，不做手法。

方解：三焦针法主穴以益气调血、扶本培元、补益先后天之本。枕三经排刺补益脑髓，上廉泉、翳风以通关利窍。睛明、球后活血通络，行气明目。委中舒筋通络以柔筋脉，阳陵泉以壮筋骨。

[典型病案]

杨某，女，58岁，初诊日期：2014年8月22日。

主诉为走路不稳易摔倒5年。患者5年前无明显诱因出现起步困难，身体前倾，行走不稳，经常摔倒，转身及后退时加重，伴有语声低微，眼神呆滞，面部表情淡漠，饮水时出现舌体及下颌关节颤动，出汗较多，无直立性低血压、头晕等不适，无幻觉、妄想、抑郁等，无记忆力下降，无执行功能下降等。于2013年7月诊断为"非典型性帕金森病"，服用多巴丝肼、金刚烷胺、普拉克索等药物，症状无明显缓解。否认其他特殊病史，无类似疾病家族史。查体：神清，动作缓慢，穿鞋、扣扣子困难，构音障碍，眼球上视障碍，四肢肌张力加强试验(+++)，轮替、扣指、跺脚欠灵活。肌力、腱反射正常，双侧巴宾斯基征(+)，余病理征(-)，感觉及共济运动正常。头颅MRI显示脑萎缩，正中矢状位中脑被盖部萎缩呈矢状位"蜂鸟征"。PET-CT示：双侧尾状核、左侧豆状核及中脑近中线区代谢减低。诊断：进行性核上性麻痹(纯少动伴冻结步态型)。取穴：膻中、中脘、气海、血海、足三里、外关、委中、上廉泉。每周治疗 3 次。

治疗结果：治疗 2 次后，患者行走不稳较前好转，起步及转向较前时间缩短。治疗 5 次后，行走不稳较前明显好转，起步及转向较前时间明显缩短，摔倒次数明显减少，下肢瘀青逐渐消退，语声较前略增大。家属对疗效较满意，未继续治疗。随访半年，症状依旧。

第三节　多发性硬化

一、概述

多发性硬化（multiple sclerosis，MS）是以中枢神经系统神经纤维炎症性脱髓鞘为主要病理特点的自身免疫性疾病，为原发性炎症性脱髓鞘疾病中最常见的一种类型。

二、病因病理

MS 的病因尚不明确，目前认为或与遗传因素、环境因素、病毒感染等多因素有一定关系。其病灶常见于侧脑室周围、脑干、小脑、视神经、视交叉和脊髓。特别是侧脑室周围最多见。其病理特征是髓鞘脱失，神经元及轴索相对保留，胶质纤维增生形成脱髓鞘硬化斑。

三、临床表现

1. **年龄**　发病年龄多为 10~50 岁，以 20~40 岁最多见，男女比例大约为 1∶2。

2. **临床特征**　时间和空间上的多发性为其主要临床特征。①临床过程出现反复，复发 - 缓解的时间上的多发性。②脱髓鞘斑病灶在中枢神经系统多个位置出现的空间上的多发性。少数病例为单病灶缓慢进展型和临床少见的病势凶险的急性发病型。

3. **预后特点**　年龄较小发病的患者比年龄较大的患者预后好,女性较男性预后好,病程中复发次数少比复发次数多者预后好,发病初以感觉障碍和视力异常为主要症状的较出现锥体束征、小脑症状、多系统损害者预后好。

四、辅助检查

1. **脑脊液**　①IgG 鞘内合成,约 70% 的 MS 患者 CSF-IgG 指数增高。②寡克隆 IgG 带,85%~95% 的 MS 患者可以检测出,但 CSF 中寡克隆 IgG 带并非 MS 所特有,须结合临床综合判断。

2. **头颅 MRI**　可见侧脑室旁白质、卵圆中心、胼胝体、脑干、小脑和脊髓内类圆或不规则斑块,呈长 T_1 长 T_2 信号,大小不一。但是,许多中枢神经系统的疾病均有类似病灶。

五、诊断要点及鉴别诊断

2 次或 2 次以上发作,2 个或 2 个以上不同部位病灶可确诊为 MS,2 次发作,1 个部位病灶或 1 次发作 2 个不同部位病灶为临床可能 MS。

临床中应注意与皮质下动脉粥样硬化性脑病、球后视神经炎、视神经脊髓炎、肌萎缩侧索硬化、脊髓亚急性联合变性、急性播散性脑脊髓炎、颅内肿瘤等疾患相鉴别。

六、辨证治疗

多发性硬化临床表现多样,在中医学中尚无对应的病名,依据不同病证可归属于"风痱""痿病""骨繇""视瞻昏渺""青盲"等范畴。《灵枢·海论》曰:"脑为髓之海……髓海有余,则轻劲多力,自过其度,髓海不足,则脑转耳鸣,胫酸眩冒,目无所见,懈怠安卧。"论述了髓海不足,脑髓失养,则脑转耳鸣、眩冒即眩晕,胫酸、懈怠安卧即四肢痿软无力,目无所见即视力障碍甚或失明,这些恰如 MS 的主要临床表现。中医学认为本病的病位在脑髓,脑髓虚损为主要病理特征。《灵枢·经脉》中"人始生,先成精,精成而脑髓生",故脑髓源于肾中精气,然肾中精气尚需要三焦气化化生的后天之精补养,三焦气化化生的肝血互生互化,同时风、寒、湿、痰、瘀这些病理因素又会导致脏腑虚损及三焦气化之通道不畅,从而影响肾精的化生。因此,我们认为本病虽在脑髓,但与三焦气化失司密切相关。三焦气化失司或通道不畅,终致肾精化生乏源而发病。

治法:调补三焦,填精益髓,强筋壮骨。

主穴:膻中、中脘、气海、血海、足三里、外关。

配穴及操作:两组配穴,可交替使用。

第 1 组:①肢体痿软无力者。上肢瘫软无力者取肩髃、曲池、合谷,施捻转提插补法;下肢无力取委中,仰卧抬举下肢取穴,直刺 0.5 寸,肢体抽动为度后出针,阳陵泉、照海、悬钟,施捻转提插补法。②语言障碍者。点刺舌下金津、玉液出血数滴为度。③步态不稳,共济失调者。加前章"小脑性共济失调"所述之"枕三经排刺"。④视力障碍者。加睛明、球后、光明,操作方法同前"复视"章节。⑤尿潴留者。加关元,行提插捻转手法使针感向尿道放射,三阴交施捻转补法。

第 2 组:华佗夹脊穴。斜向脊柱方向刺入 0.5 寸,施捻转补法。

方解:三焦针法主穴以益气调血、扶本培元、补益先后天之本;枕三经排刺补益脑髓;阳陵泉、照海、悬钟补肾强筋益脑髓;关元、三阴交补肾益三阴。委中、睛明、球后、光明活血通络,行气明目。华佗夹脊穴调补脏腑气血。

[**典型病案**]

袁某,女,30岁,初诊日期:2018年3月6日。

主诉为肢体无力、视物重影2年余。病史:2015年11月中旬患者无明显诱因出现右侧肢体麻木、乏力、感觉迟钝,未予重视。2015年12月右侧肢体症状进行性加重,左侧肢体受累,不可独立行走,并出现语言顿挫、呕吐症状,于当地医院就诊,未予明确诊断,予甲泼尼龙冲击及抗病毒治疗,肢体无力症状稍有好转。2016年1月20日症状反复并发热、视物重影、听力下降,就诊于北京某三甲医院,诊断为"脑干脑炎",经甲泼尼龙冲击、营养神经等对症支持治疗后,肢体无力、视物重影症状稍有改善。出院后至2017年8月患者症状又复发2次,2017年9月12日,结合头部MRI(左侧胼胝体及基底节区脱髓鞘改变),诊断为"多发性硬化"。刻下症状:患者神清、精神可,肢体麻木、无力,偶伴肢体僵硬,不可自行坐立、行走,坐起及扶物站立后躯干及肢体摇摆,言语顿挫,吞咽、饮水呛咳,视物重影,二便困难,纳欠佳,夜寐欠安,情绪低落。查体:右足下垂、外旋,双下肢肌力约3级,肌张力增高,反射亢进,双侧巴宾斯基征(+),指鼻、轮替动作试验(+),乳下至脐下痛觉减退、T3~4以下针刺感减退。舌淡苔白腻,脉滑。辅助检查:颅脑MRI(天津中医药大学第一附属医院2018年2月1日):①两侧半卵圆中心、侧脑室周围白质区及左侧外囊区异常信号;②脑室系统稍扩张,脑池、脑沟稍增宽。西医诊断:多发性硬化,抑郁症。中医诊断:风痱。治疗以"三焦针法"为基础,结合"枕三经排刺"。取穴:外关、血海、足三里、膻中、中脘、气海及枕三经排刺等,操作参照前章进行;环跳、委中,施提插泻法,阳陵泉、照海,施捻转补法;上星、百会、四神聪,施平补平泻法。患者坚持每周治疗4次半年余。

治疗2个月后,患者可自行坐立,且坐立过程及卧位抬起下肢时均不再摇晃,在家人搀扶下可行走,复视、吞咽、饮水呛咳症状明显改善,情绪好转,大便尚调。治疗4个月,复视、吞咽及饮水呛咳症状消失,可自行在助行器辅助下行走,且在行走时肢体摇摆症状消失,语言顿挫症状明显好转,情绪乐观。至2019年1月,距上次发病1年有余,未有任何复发症状(患者原先平均半年发作1次,已经发作4次)。后继续在门诊治疗。

第四节　遗传性痉挛性截瘫

一、概述

遗传性痉挛性截瘫是一组具有明显临床及遗传异质性的神经系统变性疾病。临床表现为双下肢缓慢进行性肌无力和迟缓性痉挛性截瘫。

二、病因病理

根据遗传方式,本病分为常染色体显性遗传、常染色体隐性遗传、X连锁隐性遗传,其中以常染色体显性遗传最常见,占70%~80%。

主要病理改变为轴索变性,合并或不合并脱髓鞘和神经元脱失等,病变主要累及脊髓内长的下行纤维束远端末梢(皮质脊髓束和胸段脊髓受累最重),上行纤维束远端末梢(薄束和颈段脊髓受累最重)。双侧脊髓小脑束也有不同程度病变,此外,脊髓前角细胞、巨锥体细胞、基底节、胼胝体、小脑、脑干、大脑皮质和视神经也可累及。

三、临床表现

分为单纯型和复杂型两种。单纯型可见于任何年龄,但多见于青少年。缓慢起病,主要症状是行走障碍、上下楼梯困难,并在寒冷、情绪波动时加重,行走呈痉挛剪刀步态,肌张力增高,病理反射阳性。有的出现双下肢轻度深感觉障碍,远端肌肉轻度萎缩,上肢共济障碍。约50%的患者出现尿急、尿失禁等排尿障碍。复杂型除上述症状外,还伴有肌肉萎缩、精神发育迟缓、共济失调、痴呆、周围神经病、颅神经损害等。

四、辅助检查

1. **CT、MRI**　单纯型患者正常,复杂型患者可见脊髓或小脑萎缩。

2. **电生理检查**　体感诱发电位检查2/3患者波幅和中枢运动传导速度明显下降,下肢诱发电位消失或中枢运动潜伏期延长、波幅降低。

五、诊断及鉴别诊断

单纯型遗传性痉挛性截瘫临床特征为:青少年发病;双下肢肌痉挛性无力,张力增高,剪刀样步态,为渐进性;病理反射阳性。复杂型则伴有视神经萎缩、锥体外系损害、小脑共济失调、痴呆、精神发育迟缓等。影像学无异常,染色体检查可供鉴别。

应与脑性瘫痪相鉴别,后者常与围产期活动有关,如难产、窒息、早产等,CT、MRI常有脑萎缩、脱髓鞘;肌萎缩侧索硬化症状发展快,常累及上肢及吞咽;还应与脊髓空洞症、脊髓小脑性共济失调、多发性硬化相鉴别。

六、辨证治疗

本病中医属"痿证"范畴,筋痿、骨痿并存。《素问·痿论篇》云"五脏使人痿何也……故肺热叶焦,则皮毛虚弱急薄,著则生痿躄也……肝气热,则胆泄口苦筋膜干,筋膜干则筋急而挛,发为筋痿;脾气热,则胃干而渴,肌肉不仁,发为肉痿;肾气热,则腰脊不举,骨枯而髓减,发为骨痿。"遗传性痉挛性截瘫为先天之病,秉受于父母,证发既起,渐进加重,痉挛步态,蹒跚慢行,小便失控,上楼不能。为先天禀赋有误,内热植于胎中,令五脏气机不顺,虚损在先,三焦气化功能低下。下焦肝肾亏虚,肾气虚弱,阴阳俱虚,则中焦脾阳少温煦,以致脾胃虚弱,气血津液精生化亏少,五脏六腑、四肢百骸皆弱,肝为"罢极之本",肝失所养则筋萎无力,肾气不足则膀胱气化开合不利,肾"作强之官"既虚则动作笨拙。此证以三焦气化低下、下焦肝肾亏虚发病,以筋骨脉络失养,筋痿、骨痿诸症皆出。

治法:益气调血,扶本培元,舒筋壮骨。

主穴:膻中、中脘、气海、血海、足三里、外关。

配穴及操作:两组配穴,可交替使用。

第1组:下肢阳明经排刺,施平补平泻法;阳陵泉直刺1寸,三阴交直刺0.5寸,照海直刺0.5寸,中封直刺0.3寸,施捻转补法;关元直刺1~1.2寸,施捻转呼吸补法。

第2组:肾俞、气海俞、大肠俞、小肠俞、八髎穴直刺1寸,施捻转补法。

方解:三焦针法以益气调血、扶本培元补益先后天之本,阳陵泉、照海、中封以强筋壮骨、滋补肝肾;三阴交、关元、八髎穴以温养下焦、补肾利膀胱。肾俞、气海俞、大肠俞、小肠俞补肾益气、舒筋壮骨。

[典型病案]

吴某,女,26 岁,因"渐起双下肢无力 10 余年"于 2015年 4 月就诊。

患者于 16 岁时发现双下肢行走无力,未引起注意,以后逐年加重,行走困难,不能上下楼梯,尿急、尿失禁。曾至某著名医院,诊断为遗传性痉挛性截瘫,虽经多方中西医治疗,病情未见控制,日渐加重。初诊时,轮椅推入诊室,患者自觉双下肢无力,伴僵硬感,行走时费力,小便急,尿失禁。查体见,患者瘦小,行走困难,双下肢肌肉萎缩,肌张力高,膝腱反射亢进,病理反射阳性,诊为痿证,遗传性痉挛性截瘫。治疗以三焦针法与上述两套配穴交替进行。经治疗 2 个月后,双下肢无力症状明显好转,可独立行走,并可以上下楼梯,尿失禁基本控制。

第五节　重症肌无力

一、概述

重症肌无力(myasthenia gravis,MG)是一种影响神经肌肉接头传递的自身免疫性疾病。常表现为受累骨骼肌的极易疲劳和休息后一定程度的恢复。发病率为(0.5~5)/10 万,属疑难杂症之一。

二、病因病理

MG 确切的发病机制至今仍不完全清楚,它可能是一种由多基因调控、多种机制参与的复杂性疾病。病理表现为肌纤维凝固坏死,神经肌肉接头突触前膜变小,突触间隙变宽,80% 患者伴有胸腺增生,10%~15% 患者伴发胸腺肿瘤。

三、临床表现

1. **年龄**　可见于任何年龄,20~40 岁居多,女性多在 40 岁以下患病,男性多在 40 岁以上患病。

2. **起病特点**　起病隐匿,50%~75% 以非对称眼肌麻痹为首发症状,眼睑下垂、复视。5%~15% 首发症状为咀嚼、吞咽、语言困难等。10% 表现为全身无力。

3. **临床特征**　主要为骨骼肌病态易疲劳,如眼外肌无力、上睑下垂、复视,或后组颅神经支配的肌肉无力,进食、吞咽困难,言语无力,发音不清,头颈四肢肌肉受累,起坐行走困难。肌肉无力通常晨轻暮重,运动疲劳后,休息可减轻。肌肉无力与神经支配范围不相符合。肌内注射新斯的明可明显减轻症状。

4. **进展特点**　通常呈进展性,10% 患者局限于眼外肌无力,其余患者在 2 年内逐渐进展,若未经类固醇激素治疗,病情减轻、病情加重、呼吸肌麻痹死亡各占三分之一。生存患者 15~20 年后,无力肌群固定并萎缩。

四、辅助检查

1. **血液检查**　血常规、肌酸激酶、乳酸脱氢酶正常。

2. **抗乙酰胆碱受体抗体检查**　一般抗乙酰胆碱受体抗体滴度增高,又有相关临床症状特征即可确诊,但抗乙酰胆碱受体抗体滴度正常不能排除本病。

3. **胸部 CT、MRI 检查**　可发现胸腺瘤或胸腺增生。

五、诊断要点及鉴别诊断

典型病史,受累骨骼肌易疲劳,症状晨轻暮重,并有波动性。服用抗胆碱酯酶药物有效。肌内注射 1~1.5mg 新斯的明症状明显改善即可诊断。

注意与肌萎缩侧索硬化、有机磷中毒、肉毒杆菌中毒、眼咽型肌营养不良症相鉴别,病史及临床症状不同。

六、辨证治疗

重症肌无力临床表现属中医痿证范畴。《内经》对痿证的记载很详细,并在《素问·痿论篇》中作为专题论述,认为五脏皆可致痿,"肺热叶焦……则生痿躄""心气热……则生脉痿""肝气热……发为筋痿""脾气热……发为肉痿""肾气热……发为骨痿""肺主身之皮毛,心主身之血脉,肝主身之筋膜,脾主身之肌肉,肾主身之骨髓"。身体四肢所以能够活动,是五脏之气血营养于筋脉肉皮骨的结果。因此,本病涉及上、中、下三焦,为三焦气化失司,气血津液精化生输布不足,四肢百骸不得充养而发病。

治法:益气调血,扶本培元,强筋壮骨。

主穴:膻中、中脘、气海、血海、足三里、外关。

配穴及操作:阳陵泉直刺 1.2 寸,施捻转补法;腕骨、太溪直刺 0.5 寸,施捻转补法;睛明,操作方法同前"复视"章节;攒竹、鱼腰、丝竹空、阳白直刺 0.5 寸,施平补平泻法;手足阳明经排刺平补平泻;华佗夹脊刺 1~13 椎施捻转补法。

方解:三焦针法主穴以益气调血、扶本培元、调补三焦;阳陵泉以壮筋;腕骨、太溪以补液助肾;睛明、攒竹、鱼腰、丝竹空、阳白以舒筋活络;手足阳明经排刺、华佗夹脊刺以调补气血,增强舒筋活络之功。

[**典型病案**]

案 1. 李某,女,25 岁,2010 年 7 月 9 日初诊。

1 年前,怀孕时,出现双上眼睑无力下垂,朝轻暮重,就诊于当地医院,新斯的明试验阳性,诊断为重症肌无力,予以泼尼松、新斯的明及其他抗胆碱酯酶药物治疗,疗效甚微。病情逐渐加重并逐渐出现四肢乏力、周身疲倦症状。刻下:患者神清,精神可,营养中等,双上眼睑下垂,双上眼睑疲劳试验(+),眼球运动欠灵活,时有复视。四肢肌力4级,肌张力减低。取穴:膻中、中脘、气海、血海、足三里、外关,配以睛明、攒竹、鱼腰、丝竹空、阳白、百会、四神聪、阳陵泉、太溪。隔日1次,留针30min。

2010年7月12日二诊:双上眼睑下垂症状未有明显改善,四肢肌力、肌张力未见明显改善。继续予以针刺治疗,隔日1次。半月后,患者双上眼睑疲劳试验时间延长,四肢肌肉肌张力较前增高。3个月后,患者双上眼睑未见下垂,疲劳试验(-),但患者诉用眼过度时,仍然会出现双上眼睑下垂。四肢肌力4级,肌张力正常。嘱继续针灸治疗。

案2. 王某,女,44岁,双眼睑下垂10个月,加重伴四肢软弱无力1个月。

患者自2009年2月起无明显诱因出现双眼睑下垂,曾到多家三甲医院诊治,新斯的明试验阳性,查血清乙酰胆碱受体抗体阳性,被确诊为重症肌无力。过度劳累后症状加重,口服溴吡斯的明后可缓解,但时好时差。1个月后除眼睑下垂外,觉四肢软弱无力,神倦懒言,在当地医院再用上述西药治疗,效果不明显,后经人介绍来我院治疗。诊见:双眼睑轻度下垂,抬头无力,四肢软弱,双上肢抬举费力,咀嚼乏力,头晕,神疲气短,纳呆腹胀,大便时溏,舌淡、苔薄白,脉细弱无力。既往无传染病史,无高血压、糖尿病及冠心病史,无药物过敏史,家族中无同类患者。西医诊断为重症肌无力(眼肌型),中医诊断为痿证(脾胃气虚型)。治疗以三焦针法为主,配以眼周取穴:印堂、攒竹、阳白、鱼腰、四白、太阳。其中阳白采用傍针刺法,印堂采用透攒竹与鱼腰之横透法,其他穴位直刺0.5寸。采用捻转补法,针刺治疗隔日1次,针刺得气后,每次留针 30min。同时配合服用中药,黄地散合补中益气汤加减,每日 1 剂,水煎服。

治疗 5 天后病情有所缓解,腹胀减轻,大便正常。继续治疗 2 个月后,患者双眼闭合尚可,进食正常,头晕消失,四肢软弱症状缓解。继续治疗 4 个月后,基本痊愈。经近 1 年的观察,未见复发。

第六节 失 眠

一、概述

失眠是指无法入睡或保持睡眠状态,表现为入睡困难、睡眠深度浅、多梦或易惊醒、早醒及睡眠时间不充足,每周至少发生 3 次,并持续 1 个月以上。

二、病因及分类

1. **病程分类** 急性失眠:病程小于 4 周;亚急性失眠:病程大于 4 周并且小于 6 个月;慢性失眠:病程大于 6 个月。

2. **病因分类** 内源性失眠,是指主观、生理的原因,如焦虑、突然事件引起的失眠;外源性失眠,是指受外界影响所引起,如环境嘈杂、高原反应或不良生活习惯,就寝前吸烟、喝咖啡、看电视、精神活动过于丰富等。

三、临床症状

临床是以经常不能获得正常睡眠为特征的一类病症,主要表现为睡眠时间、深度的不足。轻者入睡困难,或寐而不酣,时寐时醒,或醒后不能再寐,重者彻夜不寐,常影响人们的正常工作、生活、学习和健康。

常见的表现形式：①睡眠潜伏期延长，入睡时间超过30min；②睡眠维持障碍，夜间觉醒的次数 ≥2 次或凌晨早醒；③睡眠质量下降，睡眠浅、多梦；④总睡眠时间缩短，通常少于6h；⑤日间残留效应，次日清晨感觉到头昏、精神不振、嗜睡、乏力等。

四、诊断

根据美国《精神障碍诊断与统计手册(DSM-Ⅳ)》原发性失眠症患者的诊断标准：①主诉难以入睡和维持睡眠困难，起病至少 1 个月；②睡眠紊乱引起苦恼或社会、职业等方面的障碍；③睡眠紊乱排除由发作性睡病、与呼吸相关的睡眠障碍、生物节律睡眠障碍等障碍所致；④睡眠紊乱排除由严重抑郁症、广泛性焦虑等障碍所致；⑤睡眠障碍排除由各种躯体疾病、饮酒等所致。

五、辨证治疗

中医称本病为"不寐""不得眠""不得卧""目不眠"。《景岳全书·不寐》："如痰如火，如寒气水气，如饮食忿怒之不寐者，此皆内邪滞逆之扰也……思虑劳倦，惊恐忧疑，及别无所累而常多不寐者，总属真阴精血之不足，阴阳不交，而神有不安其室耳。"中医传统观点认为凡思虑忧愁，情志不遂，劳逸失调，操劳太过，损伤心脾，气血虚弱，心神失养；或者房劳伤肾，肾阴亏耗，阴虚火旺，心肾不交；或由饮食不节，脾胃不和，湿盛生痰，痰郁生热，痰热上扰心神，心神不宁；或抑郁恼怒，肝火上扰等均可影响心神而导致失眠。从中不难看出，上、中、下三焦均可出现气化失常而引起失眠，因此，本病与三焦气化失司密切相关。或因上焦、中焦气化失司，生血不足不能奉养于心而心神不安；或因上焦、下焦气化失司而出现心肾不交、肝火扰心、胆怯心虚之症，或因上焦、中焦气化失司而现脾胃不和，痰湿中阻，痰热扰心，终致失眠。

失眠诸症皆与三焦气化失常有关，故应首先调补三焦，宁心安眠。

总则：益气调血、扶本培元、调节阴阳、交通心肾、宁心安神。

主穴：膻中、中脘、气海、血海、足三里、外关。

配穴：合谷，太冲，神门，复溜，百会，四神聪，风池，完骨。

操作：合谷、太冲直刺0.5寸，施捻转平补平泻法；神门、复溜直刺0.5寸，施捻转补法；百会、四神聪直刺0.3寸，风池、完骨直刺0.8寸，施捻转补法。

方解：三焦针法主穴以益气调血、扶本培元，补益气血，调补先后天之本，以求治其本；合谷、太冲开四关，以调节阴阳；神门、复溜补肾调神，以交通心肾；百会、四神聪以安神益眠；风池、完骨清头明目，升清降浊。

总病机虽为三焦气化失常，但临床症状表现各不相同，上、中、下三焦各有偏重。因此，在总体治疗原则下，进行整体调治的基础上，也须辨证分治。即以下证治是在上述证治的基础上加减。

（1）上焦：心神失养

主证：失眠健忘，入睡困难，多梦易醒，心烦意乱，躁扰不宁，怔忡心悸。舌质红，舌苔薄黄，脉细数。

配穴及操作：除上述主穴、配穴外，加内关直刺0.5寸，施捻转补法，心俞、厥阴俞直刺0.3寸，施捻转补法。

方解：内关为心包经络穴，补之以调补心气，心俞、厥阴俞以阳中隐阴，调补心神。

（2）中焦：脾胃失和

主证：入睡困难，多梦易醒，食欲不振，倦怠乏力，腹胀便溏，面色苍白。舌质淡红，有齿痕，舌苔白腻，脉滑数。

配穴及操作：阴陵泉、梁门、天枢直刺 1 寸，施捻转补法；脾俞、胃俞直刺 0.5 寸，施捻转补法。

方解：阴陵泉为脾经合穴，脾俞为脾经背俞穴，共奏健脾之功；梁门、天枢为胃经要穴，与胃俞合用，有和胃降逆之效。

（3）下焦：肝失疏泄

主证：毫无睡意，彻夜难眠，入睡惊梦，烦躁易怒，头晕头痛，耳鸣目赤，口苦咽干，不思饮食，大便干燥，小便黄赤，舌质红，苔黄，脉弦数。

配穴及操作：行间、阳辅直刺 0.3 寸，施捻转泻法；肝俞、胆俞直刺 0.3~0.5 寸，施捻转泻法。

方解：行间、阳辅分别为肝胆经五输穴的"火穴"，肝胆木旺，泻"火穴"取"实则泻其子"之意；肝俞、胆俞以疏肝利胆，安神利窍。

（4）下焦：肾阴亏虚

主证：失眠健忘，多梦易醒，腰膝酸软，阳痿早泄，五心烦热，舌质红，舌苔薄黄，脉细数。

配穴及操作：照海直刺 0.5 寸，施捻转补法；肾俞、气海俞直刺 0.5~1 寸，施捻转补法。

方解：照海以滋肾阴；肾俞、气海俞膀胱经要穴，可补肾填精，强筋壮骨。

（5）上、中、下三焦：肝肾亏损、气虚痰湿

主证：不寐寡欢，胸闷心烦，口淡无味，不思饮食，腹胀嗳气，头痛，头重如裹，腰膝酸软，舌淡红胖大有裂纹，苔厚腻，脉沉细或滑数。

配穴及操作：丰隆直刺 2 寸，施捻转泻法，阴陵泉、三阴交直刺 1 寸，施捻转补法，内关直刺 0.5 寸，太阳直刺 0.5 寸，头维平刺 0.5 寸，施捻转平补平泻法，华佗夹脊刺 3~13 椎，直刺 0.5 寸，施捻转补法。

方解：丰隆为祛痰要穴，阴陵泉、三阴交健脾利湿，以泻痰湿，内关为心包络穴，以宽胸理气疗烦闷，太阳、头维疏络止头痛，华佗夹脊刺胸腰段以理气调三焦脏腑气机。

[典型病案]

案 1. 刘某，男，32 岁，经商。2011 年 6 月 19 日就诊。

以失眠多梦 2 年，加重伴头晕胸闷 1 个月就诊。患者自诉近年来由于生意繁忙，常熬夜至凌晨，近 2 年来又因生意不顺，出现失眠多梦症状，每夜入睡困难，服地西泮 2~3 片都难以入睡或睡不安稳，多梦易醒，醒后身体疲乏、胸闷、心慌，再难入睡。近 1 个月前复因情志不遂，失眠症状加重，不服地西泮则彻夜难眠，且出现头晕、健忘、纳差等症状，面色无华，表情淡漠，目光呆滞，舌边尖红，苔薄，脉弦。匹兹堡睡眠质量指数（PSQI）评分：20 分。西医诊断：失眠，自主神经功能紊乱；中医诊断：不寐。取穴：膻中、中脘、气海、血海、足三里、外关、百会、四神聪、合谷、太冲诸穴。三焦针法主穴操作见相关章节；百会、四神聪穴用扬刺法；合谷、太冲穴施捻转泻法。得气后留针 30min，每周 4 次。治疗 1 周后心情顿觉舒畅，睡眠有所好转。后改用每周 2 次，1 个月后，不再需要服用西药，睡眠完全恢复正常，无其他任何不适，PSQI 评分：5 分。

案 2. 张某，女，53 岁，2015 年 5 月 11 日就诊。

主诉为失眠伴心烦、乏力 8 年。患者既往慢性肾脏病史 5 年，无高血压、糖尿病、冠心病病史。患者述自患慢性肾脏病后失眠症状加重，夜尿增多，每晚 3~4 次。2015 年 5 月

11 日化验显示,尿常规正常;生化检查:白蛋白 26.2g/L,肌酐 243μmol/L,肝功能及电解质正常;肾小球滤过率 38.9ml/(min·1.73m²);血常规:血红蛋白 10g/L;补体 C3、C4 正常,24 小时尿蛋白定量 0.12g。泌尿超声:双肾皮质回声增强,肾脏大小形态正常。贝克忧郁量表(BDI):10 分,接近抑郁状态。PSQI 得分 18 分,属重度失眠。刻下见患者失眠,畏寒,双下肢冷甚,易感冒,易疲乏,面色白,舌淡暗,苔薄白,脉沉细弱。西医诊断:失眠、慢性肾脏病 3 期、贫血;中医诊断:不寐、郁证。辨证属三焦气化失常,脾肾阳虚,气不摄血。取穴:膻中、中脘、气海、血海、足三里、外关、水道、关元、神门、百会、四神聪,施捻转补法,留针 30min,隔日 1 次,7 次为一疗程,疗程间休息 7 天,总疗程为 3 个月。经治疗患者自述睡眠明显好转,入睡速度加快,维持时间延长至 6 小时,PSQI 评分 10 分,BDI 评分 6 分。每日夜尿次数减少为 1~2 次。感冒次数明显减少,疲乏感明显好转。

附:临床研究

笔者团队曾应用三焦针法进行失眠的临床研究。观察纳入符合条件的失眠患者 90 例,随机分为三焦针法组和常规针刺组各 45 例。常规针刺组取穴神门、三阴交、四神聪,配穴同三焦针法组。分别于针刺前和治疗 1 个月后对睡眠质量、匹兹堡睡眠质量指数(PSQI)、焦虑自评量表(SAS)、抑郁自评量表(SDS)、生活质量评价量表(SF-36)等进行疗效评价。结果显示,两种针法均能改善患者的睡眠质量、PSQI、SAS、SDS、SF-36 评分,差异均有统计学意义($P<0.05$),同时发现三焦针刺组患者睡眠质量、PSQI、SAS、SDS、SF-36 评分均优于常规针刺组评分,差异均有统计学意义($P<0.05$)。临床疗效显示,三焦针法组总有效率 93.3%,普通针刺组总有效率 86.7%,三焦针法组优于普通针刺组($P<0.05$)。证实三焦针法能明显改

善失眠患者睡眠质量、焦虑及抑郁状态、生活质量,且三焦针法优于普通针刺治疗[74]。

第七节 不宁腿综合征

一、概述

不宁腿综合征(restless leg syndrome,RLS),也称不安腿综合征、下肢不宁综合征,是一种常见的神经系统感觉障碍性疾病。指在安静状态下出现肢体不适,并发生肢体不自主运动,影响睡眠。多见于中老年人。

二、病因病理

1. **遗传** 约 1/4 的患者有家族史,呈常染色体遗传。

2. **疾病** 可见于糖尿病、脊髓病变、慢性肾脏疾病、脑卒中、缺铁性贫血、叶酸或维生素 B_{12} 缺乏、帕金森病、多发性硬化。

3. **药物** 抗抑郁药、抗精神病药、抗组胺药等可引起或加重 RLS 的发作。

其发病机制尚未完全明了。临床治疗证实,拟多巴胺类药物有疗效。因此认为黑质纹状体多巴胺神经元损伤,导致多巴胺类神经递质不足可能是本病的关键之一。

三、临床表现

在静息状态下,双下肢深部肌肉出现难以形容的不适,包括酸楚、胀麻、灼热、奇痒等,从而下肢被迫活动以减轻痛苦。此症状多在休息或夜间睡眠时出现或加重,因此严重影响睡眠。

四、辅助检查

1. **多导睡眠图** 多在慢波相 1~2 期出现睡眠周期性肢体运动,每小时出现 5 次为异常。

2. **制动试验** 如监测期间清醒期周期性肢体运动指数 ≥ 40 次 /h,则有意义。

3. **实验室检查** 排除缺铁性贫血、慢性肾衰、糖尿病等继发引起 RLS 的疾患,阳性家族史患者可进行相关基因学筛查。

五、诊断与鉴别诊断

本病诊断可依据国际不宁腿综合征研究组 2003 年所修订的诊断标准。

主要根据典型病史及临床表现诊断,应注意相关疾病的诊查,还应与各种周围神经疾病相鉴别。

六、辨证治疗

本病以痛、麻、胀等感觉异常,活动后减轻为特点,当以"痹证"论证。有"风寒湿三气杂至,合而为痹"之说。然本病与"风寒湿外邪之痹"不同,"寒湿发于内,证发却似风"是本病的中医学特点。传统观点认为本病或因寒湿之邪闭阻经脉,或因血瘀脉络,或因年老体衰,肝肾亏虚,血不荣筋,或因脾气亏虚,化源不足,筋失所养而出现肢体麻木、筋脉拘急等症状,加之"心主神明"功能的正常发挥是建立在"心主血脉"的基础之上,营血行于脉中,营血逆乱日久就会影响心神而产生焦虑、急躁、强烈急迫的屈伸肢体肌肉的感觉,并导致过度活动如翻来覆去、到处走动。不难看出,本病发生关乎三焦,多种致病因素均可致三焦气化失司,三焦气道不通,气血生化输布不周,脏腑筋脉失养,内及脏腑,外及四肢。因此,恢复三焦气化常度,才可使气血运行如常。

治法:益气调血,扶本培元,活血通络,温经散寒。

主穴:膻中、中脘、气海、血海、足三里、外关。

配穴及操作:水沟,向鼻中隔方向斜刺 0.3 寸,施雀啄泻法;关元直刺 1.2 寸,施捻转补法或灸法;阳陵泉直刺 1.2 寸,施平补平泻法;三阴交直刺 1 寸、照海直刺 0.5 寸,施捻转补法;合谷、太冲直刺 0.5 寸,施平补平泻法;环跳、秩边直刺 3 寸,施提插泻法。

方解:三焦针法主穴以益气调血,扶本培元;水沟,可醒神开窍、镇惊安神;关元以温补下焦,助阳散寒;阳陵泉以强筋活络;三阴交以健脾利湿助中焦;照海补肾益气助下焦;合谷、太冲以开四关通调阴阳;环跳、秩边舒筋活络,散寒祛湿。

[典型病案]

患者,女,55 岁,2012 年 3 月 27 日初诊。

主诉为夜间双下肢不适 20 年余,加重 3~4 年。患者诉 20 年前无明显诱因出现双下肢夜间难以名状的不适感,以小腿为甚,活动后不适可减轻,安静时加重,并牵连心胸部憋闷、烦躁,未予治疗。近来患者症状加重,整条腿均感觉不适,彻夜来回走动,严重影响睡眠,曾就诊于某医院,诊断为不宁腿综合征。口服西药(具体不详),初服时自觉症状有所缓解,但继续服药后症状无明显改善,遂就诊于我院。时见患者神清,精神可,自诉双下肢白天无明显不适,偶觉酸胀、无力,夜间双下肢不适难忍,捶打、来回不停走动方可缓解,时觉心胸部憋闷、烦躁,纳可,寐差,二便调,舌暗,苔薄白,脉弦细。神经系统查体无阳性体征;实验室检查无明显异常;双下肢彩色多普勒超声未见明显异常。西医诊断：不宁腿综合征。中医诊断：痹病。为肝肾亏虚、气滞血瘀之证。其本在于三焦气化失常，气血不足，气机失调，三焦通路不畅，四肢百骸、脏腑失养，以致肝肾亏虚、气滞血瘀。四肢失养则胀痛难以言状，心失所养则烦躁不宁。取穴以膻中、中脘、气海、血海、足三里、外关为主，操作见相关章节，配穴取水沟、百会、四神聪、上星、头维、太冲、合谷施平补平泻法，照海施补法。1周治疗2次，4周为1个疗程。

2012年3月30日二诊时，患者自诉上次针刺之后双下肢较前有力，酸胀感较前明显减轻，夜间双下肢仍觉不适，但需要活动的时间较前缩短，胸闷、烦躁亦大减，继续针刺。2012年4月3日三诊时，患者诉双下肢活动有力，已不觉有酸胀感，夜间双下肢不适较前减轻，活动2~3小时即可缓解，胸闷、烦躁好转，睡眠较前大为改善。1个疗程后患者自觉夜间双下肢不适大为改善，活动次数明显减少，已不觉胸闷、烦躁，夜寐平稳。继续针刺1个疗程，夜间已无双下肢不适，睡眠质量明显提高。继续针刺1个疗程以巩固疗效。随访3个月，诸症无复发。

第八节　梅热综合征

一、概述

梅热综合征（Meige syndrome）是神经科罕见的一种肌张力障碍疾病，又称"特发性眼睑痉挛 - 口下颌肌张力障碍综合征"。本病的典型临床表现为：阵发性双眼睑痉挛，伴或不伴双侧口颌部及其他部位肌肉不自主、不规则阵发性收缩。眼睑痉挛合并口下颌肌张力障碍者称为完全型梅热综合征，而单纯眼睑痉挛者则为不完全型梅热综合征。

二、病因病理

1910 年法国神经病学家 Meige 首次报道本病,但本病的病因和发病机制仍不清楚,目前的共识是由于黑质 - 纹状体通路中 γ- 氨基丁酸能神经元功能下降导致多巴胺失衡或多巴胺受体超敏。

三、临床表现

根据口眼受累的不同可分为Ⅰ、Ⅱ、Ⅲ三型。

Ⅰ型:眼睑痉挛。眼肌受累,多为双眼,也有单眼起病又累及双眼者。眼睑有刺激感、羞明、频繁瞬眼,发展严重时眼肌不自主闭合,眼睑痉挛从数秒到数分钟。影响行走、视物,可引起功能性"失明"。多在紧张、强光、注视时加重,放松、转移注意力时减轻,睡眠时消失。

Ⅱ型:完全型。眼睑痉挛合并口下颌肌张力障碍。

Ⅲ型:口下颌肌张力障碍。口下颌肌受累,临床表现为反复张口闭口、弄舌、弄唇、撇嘴、咬牙等,有的咬伤舌和口唇。严重者可致下颌脱臼。因反复磨牙,可导致牙齿损伤脱落。此类症状常在摸下巴、咀嚼、说话时减轻,睡眠时消失。

根据我们的临床经验,针刺治疗该病对Ⅰ型疗效较好,Ⅱ、Ⅲ型疗效较差。

四、辨证治疗

中医学范畴内无本病准确对应的病名,依症可归属于胞轮振跳,又称目瞤。中医称眼睑为"眼胞",以脏腑辨证论,眼胞在五轮中为肉轮,在脏属脾,脾为后天之本,气血生化之源。胞轮振跳主症为"掉",《素问·至真要大论》云"诸风掉眩,皆属于肝"。肝藏血,体阴而用阳,阴易亏,血易虚,阳易亢,风易动。肝开窍于目,且肝经"连目系"。肝胆相表里,肝阳亢则胆火旺。故就脏腑而言,病在肝脾,涉及中下二焦。肝亢脾虚,必致三焦气化失司,出现血虚生风,加之胆火亦旺,虚风上犯清空,扰乱头面经脉,气血运行失常而发病。因此,本病与三焦气化失司密切相关。

治法:益气调血,扶本培元,滋肝利胆,息风润目。

主穴:膻中、中脘、气海、血海、足三里、外关。

配穴及操作:中封直刺 0.5 寸,施呼吸捻转补法 1min;阳辅直刺 0.5 寸,施呼吸捻转泻法 1min,该穴操作时患者能自觉双睑有清凉感则疗效更佳;风池直刺 1 寸、完骨直刺 0.5 寸,施平补平泻法。

方解:三焦针法主穴以益气调血,扶本培元,补气血,助肝脾。"虚则补其母",金生水,中封为肝五输之金穴,金生水,水涵木,以滋肝;"实则泻其子",木生火,阳辅为胆五输之火穴,以利胆;风池、完骨疏利少阳。

[典型病案]

师某,男,58 岁,2013 年 3 月 12 日初诊。

主诉:进展性双眼睑不自主闭合 5 年余。病史:患者于 2007 年 7 月双眼巩膜被其外孙用芦叶划伤,即刻就诊当地医院处理(诊治过程具体不详),1 周后未有任何后遗症状。1 个月后患者出现偶发双眼睑不自主闭合,发作时持续 1 分钟左右即可缓解,未出现双上眼睑抬起困难及肢体活动困难,半年后该症状发作次数增加,持续时间延长,引起患者重视,就诊于天津某三甲医院,诊断为"眼部慢性炎症?",予以抗炎治疗(具体不详)未有疗效,而后症状加重,每隔数十秒发作一次,活动尤甚,以致无法长时间睁眼视物,但无视物模糊及视力下降。患者于 2012 年 12 月就诊于某三甲医院,诊断为"梅热综合征",予以丁苯酞静脉滴注治疗 1 周,未见明显疗效。为求明确诊断、改善症状,遂至我门诊。既往史、家族史均无特殊。查体:高级皮层活动正常。双瞳等大等圆直径3.5mm,对光反射灵敏,双眼球各方向运动到位,无眼震。双眼睑频发不自主闭合,无表情肌、舌肌、下颌部肌肉不自主运动。余神经系统查体无异常。辅助检查:头颅MRI未见明显异常。西医诊断:梅热综合征(不完全型);中医诊断:目瞤(属肝脾血虚)。治以益气调血,扶本培元之法。治疗方案及操作如上文所述。

患者治疗2周,共计3次。二诊时患者即诉症状大为减轻,发作次数减少,持续时间缩短,活动时无加重,可以较长时间睁眼视物。三诊时患者自觉已无双眼睑不自主闭合症状。笔者观察,患者20min内仅偶发2次,每次发作数秒而已,于是建议患者再巩固治疗1次,治疗同前。随访3个月,患者状态良好,症状未再出现。

第九节 更年期综合征

一、概述

更年期综合征是指妇女在50岁左右,由于丘脑-垂体-卵巢轴功能下降、内分泌功能失调所引起的以月经紊乱为主的一组症候群。又称"更年期症候群"。

二、病因病理

女性体内有400余种雌激素受体,分布在几乎所有的各组织器官,皆受到雌激素的控制。若由于生理或手术原因,卵巢功能下降甚至衰竭,雌性激素水平明显下降,直接导致相应组织器官的功能退化,涉及下丘脑神经递质、肾上腺素、多巴胺、5- 羟色胺等神经递质。

三、临床表现

一般出现在 45~55 岁,症状持续到绝经后 2~3 年,有的持续 5~10 年。表现为月经紊乱、潮热、盗汗、心烦、易怒、性冷漠等。

1. **月经紊乱** 有三种表现。①月经周期延长,经血减少,最后停止;②月经周期紊乱,时长时短,血量时多时少,停止;③月经突然停止。

2. **其他症状** 阵发潮热汗出,自胸部上升到头部,每日频发数次、数十次;心烦意乱、性功能下降。

四、辅助检查

1. **血液检查** 促卵泡素升高,雌二醇与孕酮水平下降;黄体生成素绝经期可无变化,绝经后可升高。

2. **分段诊刮及子宫内膜病理检查** 除外子宫内膜肿瘤。

3. **影像学检查** 盆腔超声、CT、磁共振检查可展示子宫和卵巢全貌以排除妇科器质性疾病。B 型超声检查可排除子宫、卵巢肿瘤,了解子宫内膜厚度。

五、辨证治疗

本病归属于中医 "绝经前后诸证"。《素问·阴阳应象大论》云女子 "七七,任脉虚,太冲脉衰少,天癸竭,地道不通,故形坏而无子也"。宋·齐仲甫《女科百问》云:"女以血为主,七七则卦数已终,终则经水绝,冲任虚衰,天癸绝而地道不通而无子。或劳伤过度,喜怒不时,经脉衰微之际,又邪气攻冲则当止不止而复下。" 不难看出,本病以下焦肾之阴阳亏虚为其本。下焦肾阴不足,阳失潜藏而致上下二焦气化失司,肝阳亢奋失于调达则心烦易怒,汗为心之液,心火上炎,肾水不足则潮热汗出;下焦肾阳不足,中焦脾失运化、失于生血、统血,故经血不调。因此,本病与三焦气化失司息息相关。女子更年之候,非一脏一腑之弊,乃连及五脏六腑。总调三焦,则诸脏皆及。

治法:益气调血,扶本培元,滋肾疏肝,舒情益智。

主穴:膻中、中脘、气海、血海、足三里、外关。

配穴及操作:关元直刺 1.2 寸,施捻转补法;三阴交直刺 0.5 寸,施捻转补法;太溪直刺 0.5 寸,施捻转补法;神门、上星、百会、四神聪直刺 0.3 寸,施捻转补法;合谷、太冲直刺 0.5 寸,施平补平泻法。

方解:三焦针法主穴以益气调血、扶本培元,调补先后天之本,关元、三阴交、太溪以补肾益脾,调补气血;神门、上星、百会、四神聪以安神补心、舒情益智;合谷、太冲以开四关调阴阳。

附:临床研究

本研究团队曾应用三焦针法进行治疗更年期综合征的临床研究。本研究共有受试者 55 名,诊断标准遵照《中药新药临床研究指导原则》女性更年期综合诊断标准,年龄在 44~56 岁之间的更年期妇女。症状除月经失调之外,以潮热汗出为主要症状。分为针刺组(25 名)、对照组(30 名)。针刺组施以上述针法,每周一、周三、周五治疗 3 次,对照组则仅观察症状。两组共观察 8 周。观察指标为"更年期症状困扰量表""疲惫感量表""健康体能测量"。治疗前两组各项指标无差异。结果显示,更年期症状困扰量表、疲惫感量表针刺组有明显改善,与对照组有显著差异(分别为 $P<0.001$ 和 $P<0.05$)。健康体能测量方面,4 周时两组无显著差异,8 周时针刺组优于对照组,有显著差异($P<0.05$)[75]。

第十节　雷 诺 病

一、概述

雷诺病是由于肢端小血管舒缩功能障碍所引起的末端缺血现象,常在寒冷或情绪激动时引起发作,表现为手指(足趾)苍白、发紫然后变为潮红的一组综合征。

二、病因病理

好发于对寒冷刺激敏感、交感神经兴奋型及女性(占70%~90%)人群;长期从事震动性机械的工人发病率高达50%。也可继发于系统性红斑狼疮、全身性硬皮病、类风湿关节炎、多发性肌炎。

早期指(趾)端无病理变化,随着病程发展,可发现动脉内膜增生、中层纤维化、肢端动脉分支管径变小。

三、临床表现

多为20~40岁女性,缓慢起病,多在冬季发病。临床表现为双手手指或足趾间歇性肢端血管痉挛、疼痛、麻木,发作可分别为三期。

1. **缺血期** 寒冷或情绪激动时,双手指或足趾、鼻尖、耳轮突发苍白、僵冷。同时,出冷汗,有的出现麻木、疼痛、蚁走感。症状持续数分钟数小时不等。

2. **缺氧期** 肢端持续缺血,以致蜡黄或青紫。冰冷、疼痛可持续数小时或数天。

3. **充血期** 血管舒张,皮肤潮红,皮温上升,恢复正常。

经过多次反复发作,晚期出现肢端溃疡或坏死、肌肉萎缩。

四、辅助检查

1. **手指动脉造影** 分别在正常情况下和4℃冷水下造影,雷诺病患者可见动脉明显痉挛。可分三级,一级为动脉管径轻度缩小,二级为明显缩小,三级为动脉呈光滑的同心圆闭塞。

2. **肌电图检查** 腕管综合征神经传导速度减慢,本病无变化。

3. **其他** 影像学检查、血液免疫学检查以排除其他疾患。

五、诊断要点及鉴别诊断

1. **诊断** 好发于20~40岁中青年女性,遇冷或激动时出现指端苍白、青紫、痛麻,尺动脉、足背动脉搏动良好。放入冷水中出现苍白 - 青紫 - 潮红三色变化有助诊断。

2. **鉴别诊断** 雷诺综合征常为结缔组织病的早期,症状相似,免疫学检测有助鉴别;手足发绀症无典型皮肤颜色变化;网状青斑症皮肤变化为青斑状;红斑性肢痛症皮温升高;腕管综合征无皮肤温度颜色变化。

六、辨证论治

中医学认为本病属"厥证""寒厥""血痹""寒痹""脉痹"等范畴。《素问·厥论》对此病早有病因病机的论述,"阳气衰于下,则为寒厥",又云:"寒厥之为寒也,必从五指而上于膝者何也?……阴气起于五指之里,集于膝下而聚于膝上,故阴气胜则从五指至膝上寒,其寒也,不从外,皆从内也。"又云:"春夏则阳气多而阴气少,秋冬则阴气盛而阳气衰。此人者(指厥证者)质壮,以秋冬夺于所用……精气溢下……阳气衰,不能渗营其经络,阳气日损,阴气独在,故手足为之寒也。"

《素问·五脏生成》论述了"血痹"："卧出而风吹之，血凝于肤者为痹，凝于脉者为泣，凝于足者为厥，此三者，血行而不得反其空，故为痹厥也。"《伤寒论》云："凡厥者，阴阳气不相顺接，便为厥。厥者，手足逆冷者是也。"综上，传统理论认为本病病机为阳气衰、阴气盛、阴阳之气不相顺接。笔者认为，本病病在气血，气血之生化输布不离三焦，应为总属三焦气化失司之疾。或因中下焦气化失司，脾肾阳气不足，气血化生虚少，进而导致上焦心血不足，肺之宣发肃降之功不利而不能温煦四末；或因上下焦气化失司，上焦肺卫不固以致寒邪袭入，寒则凝；下焦肝气郁滞以致血瘀脉络，出现肢体青紫、暗红、疼痛；病久寒邪郁而化热或复感湿热外邪，同样会影响三焦气化正常功能，热盛肉腐出现肢端溃疡或坏疽症状。

治法：温肾助阳，活血通络，益气调血，扶本培元。

主穴：膻中、中脘、气海、血海、足三里、外关。

配穴及操作：两组配穴交替使用。

第1组：关元直刺1~1.5寸，施补法或温灸；曲池直刺1.5寸，腕骨、中渚直刺0.5寸，施捻转补法；中封、解溪、八风直刺0.3寸，施捻转补法；合谷、太冲直刺0.5寸，施平补平泻法。

第2组：肺俞、心俞、厥阴俞、膈俞、肝俞、脾俞、肾俞、气海俞、关元俞直刺0.5寸，施捻转补法；肾俞、气海俞、关元俞温灸。

方解：三焦针法主穴以调补三焦、益气调血、扶本培元兼顾先后天之本；关元、肾俞、气海俞、关元俞以温补肾阳、疏经散寒；曲池、腕骨、中渚以疏经活络；中封、解溪、八风以滋肝益胃、疏经散寒；合谷、太冲以开四关调阴阳；肺俞、心俞、厥阴俞、膈俞、肝俞、脾俞、肾俞以调五脏气机。

[**典型病案**]

周某，女，36岁，初诊时间：2012年12月21日。

主诉为双手指遇冷发麻疼痛 1 年。患者约于 2011 年底遇冷水及寒凉之物出现双手指发麻,同时伴针刺样疼痛,皮肤有时苍白、有时青紫交替出现,常需将双手浸到温水中疼痛才能缓解。曾至我市某三甲医院诊为"雷诺病",一直坚持用激素药(具体药物及服用剂量不详),病情仍未见明显缓解。查体:双手指末端发绀,皮温减低,痛触觉敏感,深感觉正常。舌紫暗,苔薄白,脉沉细涩。辅助检查:抗核抗体(+++),抗 SSA 抗体(++),冷水激发试验和握拳试验阳性。肝功能、肾功能正常。既往史:否认皮肤病、传染病史,否认红斑狼疮、类风湿病、风湿性关节炎病史,无药物及食物过敏史。西医诊断:雷诺病。中医诊断:脉痹。治疗同上,每周治疗 3 次。治疗 2 周后患者疼痛症状明显减轻。治疗 4 周后,患者疼痛症状消失,麻木、肢端发绀、苍白等症状均明显缓解。治疗 10 周后,患者麻木、肢端发绀、苍白等症状均完全消失。随访半年,未复发。

第十一节　慢性疲劳综合征

一、概述

慢性疲劳综合征(chronic fatigue syndrome,CFS)是指健康人不明原因地出现严重的全身倦怠感,伴有低热、头痛、肌肉痛、抑郁、注意力不集中等精神症状,有时淋巴结肿大而影响正常生活。其基本特征为长时间极度疲劳,上述症状持续半年以上,休息后不能缓解,理化检查没有器质性病变。

二、病因病理

目前,CFS 病因尚不明确,CFS 发病机制尚未阐明。社会医学家认为 CFS 与现代社会工作节奏快、效率高，长期过度劳累（包括脑力和体力）、饮食生活不规律、工作压力和心理压力过大等精神环境因素及应激等造成的神经、内分泌、免疫、消化、循环、运动等系统的功能紊乱关系密切。

三、临床症状

1. **心理方面症状** 该症状出现要比躯体方面的症状要早，自觉也较为突出。多数表现为心情抑郁，焦虑不安或急躁、易怒，情绪不稳，反应迟钝，记忆力下降，注意力不集中。

2. **整体方面症状** 全身疲乏，四肢乏力，体重节痛，肌肉酸痛，周身不适。轻度劳动后持续 2~4 小时即出现倦怠感。形体多消瘦；面容则多数容颜早衰，面色无华；肢体皮肤粗糙，干涩；指（趾）甲失去正常的平滑与光泽；毛发脱落，易断，无光泽。

3. **呼吸系统症状** 反复出现的上呼吸道感染，咳嗽或干咳，咽痛。

4. **消化系统症状** 主要表现为食欲减退，无饥饿感，有时可能出现偏食，食后消化不良，腹胀；大便性状多有改变，便秘、干燥或大便次数增多等。

5. **神经系统症状** 初期常有头晕、失眠、心慌等；后期则表现为多梦、夜惊、早醒、失眠等，甚至出现嗜睡、萎靡等症状，也常表现出精神不振或精神紧张。

6. **泌尿生殖系统症状** 可以出现尿频、尿急等泌尿系统症状。在男子出现遗精、阳痿、早泄、性欲减退；女子出现月经不调或提前闭经、性冷淡等生殖系统症状。

7. **视觉听觉症状** 在视觉系统主要表现为眼睛疼痛，视物模糊，对光敏感等；在听觉系统则主要表现为耳鸣，听力下降等。

四、辅助检查

常规化学检查、血沉、甲状腺功能检查,以排除其他器质性疾患。多导睡眠图检查:睡眠潜伏期延长,觉醒时间延长,多为浅睡眠。汉密尔顿焦虑量表及抑郁量表:常表现为焦虑及抑郁状态。

五、诊断及鉴别诊断

诊断标准参考 2015 年由美国医学研究院召集的健康专家委员会发布的《关于慢性疲劳综合征最新诊断标准》。

应注意与神经衰弱、更年期综合征、内分泌失调、神经官能症等疾病相鉴别,另外,该种疲乏感还应注意与病毒性肝炎、肺结核、糖尿病、心肌梗死、贫血、癌症等病出现的疲劳相鉴别。

六、辨证治疗

中医学认为,CFS 是一种多脏器、多系统功能失调的疾病,可归属于中医的"虚劳""郁证""不寐""百合病"等范畴。

中医传统理论认为本病的发生与劳役过度,七情内伤,体质薄弱、外感时邪,饮食无常等诸多因素有关,这些因素影响脏腑及气血的正常运行。如《素问·宣明五气篇》云"久视伤血,久卧伤气,久坐伤肉,久立伤骨,久行伤筋,是谓五劳所伤",《济生方·论五劳六极证治》云:"盖劳力谋虑成肝劳,应乎筋极;曲运神机成心劳,应乎脉极;意外过思成脾劳,应乎肉极;预事而忧成肺劳,应乎气极;矜持志节成肾劳,应乎骨极。"又如《素问·举痛论》:"百病生于气也。怒则气上,喜则气缓,悲则气消,恐则气下,寒则气收,炅则气泄,惊则气乱,劳则气耗,思则气结。"《不居集》云:"虚损一症,不独内伤,而外感亦有之矣……推而广之,不独风能成劳,六淫之气亦皆能成劳。"

综上不难看出,长期的精神紧张、情绪刺激、身体疲劳、外感六淫之邪易致肝胆枢机不利,脾胃运化失司,肾精匮乏,肺卫之气不固,心血不足,任一脏腑发病均可引起三焦的气化失常,反之,三焦气化失常可造成或加重此病症的发生。因此,CFS发病与三焦的气化失常密切相关。基本病机可概括为虚与郁,病位涉及三焦,但主要在中焦脾胃和下焦肝肾。

根据本病的病因病机,采用益气调血、扶本培元的三焦针法,疏补结合,补虚损以疏调气机,达到恢复身体健康之目的。

治法:益气调血,扶本培元。

主穴:膻中、中脘、气海、血海、足三里、外关。

配穴及操作:两组配穴,可交替使用。

第1组:关元直刺1.2寸,施捻转补法;阳陵泉直刺1.2寸,施捻转提插补法;神门、复溜直刺0.5寸,施捻转补法;风池、天柱直刺1寸,施捻转补法;三阴交直刺1寸,施捻转补法;上星平刺0.5寸,百会、四神聪直刺0.3寸,施捻转补法。

第2组:背俞穴肺俞到气海俞直刺0.5寸,或背部华佗夹脊刺3~14椎,直刺0.5寸,施捻转补法。

方解:三焦针法主穴以疏补三焦、益气调血、扶本培元,调补先后天之本。关元以补先天肾元之气;三阴交健脾益气,助后天之本;阳陵泉为筋会,以强壮筋骨;神门、复溜调补心肾;上星、百会、四神聪以安神益智。背俞穴及华佗夹脊刺调补周身气机,补益五脏六腑。

[典型病案]

王某,女,42岁,小学教师,2012年12月3日就诊。

患者2年来由于工作紧张、子女升学等琐事,出现烦躁、神疲乏力、健忘、失眠、多梦等症状,曾到多家医院求治,被诊断为"神经衰弱""神经官能症"等,服用过镇静、安神中西药物,病情也曾一度减轻。患者自诉疲乏,易劳累,上楼即喘,腰酸背痛,注意力不能集中,健忘,近期因工作压力大、家庭矛盾纠纷等使病情复发并加重,服安神补心丸、天王补心丹等中药后不能缓解。除有上述症状外,又有头重如裹、头晕头沉、口干不思饮水、纳少厌食、身倦乏力、嗜睡欲卧、肠鸣腹胀、大便溏薄,舌质暗,苔白腻,边有齿痕,脉沉细。各项辅助检查无异常。西医诊断:慢性疲劳综合征。中医诊断:不寐,虚劳。治疗以三焦针法为主穴,配穴用上述配穴第2组,每周2次。治疗1个月后,病情明显减轻,病人心情愉快,精力充沛。继续每周1次针刺,2个月后痊愈。3个月后随访,无复发。

下篇
三焦针法治疗
痴呆的实验研究

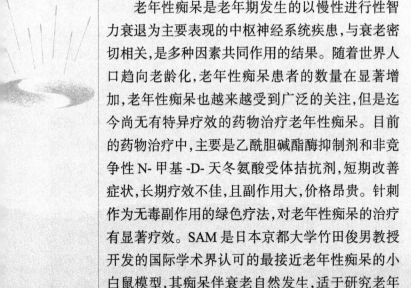

老年性痴呆是老年期发生的以慢性进行性智力衰退为主要表现的中枢神经系统疾患,与衰老密切相关,是多种因素共同作用的结果。随着世界人口趋向老龄化,老年性痴呆患者的数量在显著增加,老年性痴呆也越来越受到广泛的关注,但是迄今尚无有特异疗效的药物治疗老年性痴呆。目前的药物治疗中,主要是乙酰胆碱酯酶抑制剂和非竞争性 N- 甲基 -D- 天冬氨酸受体拮抗剂,短期改善症状,长期疗效不佳,且副作用大,价格昂贵。针刺作为无毒副作用的绿色疗法,对老年性痴呆的治疗有显著疗效。SAM 是日本京都大学竹田俊男教授开发的国际学术界认可的最接近老年性痴呆的小白鼠模型,其痴呆伴衰老自然发生,适于研究老年性痴呆的病理特征、发病机制和治疗作用。近年来我们进行了大量关于"三焦针法"治疗老年性痴呆的临床及基础实验研究,取得了显著的进展。

第一章　临床研究

老年性痴呆的确切发病机制尚无定论,其有效的治疗方法一直在探索之中。因此,老年性痴呆的防治是当今医学领域的重要课题之一。

1997 年 6 月至 10 月,我团队在天津市和平区四面钟医院慢性病防治组配合下,对天津市和平区四面钟街、体育馆街社区年龄在 50~90 岁人群进行调查走访,共走访 2 254 人。其中男性 1 083 人,女性 1 171 人。共筛出老年性痴呆患者 450 名。

通过对筛出的老年性痴呆患者进行中医证候调查,结合我们团队多年的临床观察发现:老年性痴呆患者存在不同程度的三焦证候表现,412 例(91.6%)具有上焦证候,表现为:气弱消减,意志消沉,善悲欲哭,气短胸闷,精神萎靡不振和懒惰等肺气耗伤之征象,或乏力、懈怠、注意力不集中、心悸、失神等心气虚之症状,或心神狂乱如过喜、妄言、哭笑无常、面红目赤、失眠多梦、口渴、尿赤、舌边尖红等心阴不足、心火暴张之症状;364 例(80.9%)出现中焦证候,表现为:思绪反复、神情呆滞、郁郁寡欢、言语颠倒、举动不经、头身困重、胸脘痞闷、苔腻、脉滑等脾气郁结、痰浊阻滞之症状;426 例(94.7%)出现下焦证候,表现为:头晕健忘、惊惕恐惧、精神恍惚、夜不能寐、耳目失聪、毛发枯焦、腰膝酸软、二便失司等肝肾亏损之症状。同时兼有两焦证候的患者达到 346 例(76.9%);三焦证候全部具备的为 327 例(72.7%)。可见痴呆有多因素共同致病、多脏器同时受累的特点,皆与三焦气化异常密不可分,而非单一因素导致某单一脏器的病变。

临床研究入选病例来自本次调查筛出的患者 435 名,其中阿尔茨海默病(AD)204 例,血管性痴呆(VD)231 例,均设立平行对照,针刺组和对照组患者在性别、年龄、病程、文化程度、治疗前痴呆严重程度和主要临床症状等方面无显著性差异,具有可比性。

对于 AD,针刺组为 98 例(轻度 68 例,中度 30 例),给予"三焦针法"治疗,对照(盐酸多奈哌齐)组 97 例(轻度 65 例,中度 32 例),针刺组的有效率为 68.4%(轻度为 73.5%,中度为 56.7%),对照组的有效率为 64.95%(轻度为 66.2%,中度为 62.5%),两组无显著差异($P>0.05$),6 个月后随访,针刺组的有效率维持 44.9%(轻度为 52.9%,中度为 26.7%),而对照组的有效率维持在 26.8%(轻度为 30.8%,中度为 18.8%),针刺疗效明显优于盐酸多奈哌齐($P<0.01$),证实"三焦针法"近期疗效与盐酸多奈哌齐无显著差异,对计算力、语言能力无明显影响,但在改善 AD 患者的记忆力、定向力和日常生活能力方面具有明显优势,对轻度患者的改善作用更明显,其远期疗效优于盐酸多奈哌齐。

对于 VD,针刺组为 112 例,给予"三焦针法"治疗,对照(甲磺酸双氢麦角毒碱)组 112 例,针刺组有效率为 80.4%(轻度 73 例为 84.9%,中度 39 例为 71.8%),对照组有效率为 47.3%(轻度 70 例为 51.4%,中度 42 例为 40.5%),6 个月后随访,针刺组有效率维持在 74.1%(轻度为 79.5%,中度为 64.1%),对照组有效率为 35.7%(轻度为 37.1%,中度为 33.3%),针刺的近远期疗效均优于甲磺酸双氢麦角毒碱,尤以轻度 VD 记忆力、定向力、计算力的改善更为显著。

第二章 基础研究

在临床取效的基础上,以快速老化痴呆鼠(SAMP10及SAMP8)和多发梗死性痴呆大鼠(MID)为材料,进行了系统的基础研究,证明"三焦针法"可明显改善痴呆动物的认知功能,显著延缓衰老进程,延长SAM鼠的平均寿命(11%)和最大寿命(23%),并可修复海马锥体细胞的损伤,减少神经元丢失,降低氧化损伤;促进神经干细胞的增殖,抑制胶质细胞的异常增殖;良性调节多种基因群和蛋白群的异常表达,其功能涉及氧化应激、细胞凋亡、能量代谢、细胞信号、细胞周期、细胞骨架等,说明针刺具有整体调节作用。

一、老化度评价

老化度评价是伴随SAM鼠的开发,创立的小白鼠个体老化度的老化判定标准。主要包括活动性,逃避反应,皮毛光泽,皮毛粗糙程度,脱毛程度,皮肤溃疡,眼周的损害,角膜混浊,角膜溃疡,白内障,脊椎前后凸11项。应用本系统评价的老化度可以满足增龄变化的4个基准,即普遍性、不可逆性、内因性、退行性,因此,老化度评分可作为老化生物学的一个指标。在1~12月的生存期间,SAMP8从4月龄即出现明显的衰老征象并迅速加重,表现出成熟期过后(4~6月)迅速老化的特征,其老化度表现出规律性、一致性和明显的增龄性变化,而SAMR1的衰老征象出现得较晚[76,77]。

二、学习记忆研究

Morris 水迷宫是经典的研究动物学习记忆能力的方法。隐蔽平台实验中,与 SAMR1 相比,SAMP8 的学习能力自 8 月龄出现明显低下;空间探索实验中,6、8、10、12 月龄 SAMP8 与同月龄 SAMR1 对照组比较,原平台象限的停留时间明显缩短,提示 SAMP8 的记忆保持能力于 6 月龄开始低于 SAMR1 对照组;反向实验结果显示,SAMP8 自 6 月再学习能力下降[76]。8 月龄 SAMP10 与 SAMR1 比较,逃避潜伏期明显延长,说明 SAMP10 学习获取能力、保持能力、再学习能力均较正常 SAMR1 减低[78]。用水迷宫实验检测,SAMP8 近记忆和空间学习记忆能力非常明显的弱于同龄 SAMR1,具有痴呆特征[77]。十字高架迷路结果显示,SAMP8 随增龄进入危险区域的次数、时间及距离明显增加,6 月龄以后此表现更为明显,说明 SAMP8 识别安全与危险环境能力随增龄降低,在行为及心理上处于痴呆所表现的低恐怖不安状态。穿梭箱实验中,SAMP8 在 6、9 月龄出现明显的学习记忆能力减退,即 SAMP8 成熟期(4~6 月)后在学习记忆能力及认知功能等方面表现出规律性的、一致而明显的增龄性变化。6 月龄 SAMP10 与同月龄的 SAMR1 比较,各项指标均有显著性差异,说明 SAMP10 学习记忆能力低于正常对照的 SAMR1。

由上可知,国内繁育的 SAM 鼠,自然发病,老化征象出现得较早,并表现出增龄性的快速衰老、学习记忆能力减退,在成熟期后表现出学习记忆力障碍、低恐怖低紧张,完全是一种老年性痴呆状态,是一种理想的老年性痴呆小鼠模型。

对 SAM 鼠进行针刺治疗,在 Morris 水迷宫隐蔽平台实验中,SAMP8 穴位组的逃避潜伏期较对照组明显缩短,提示针刺后 SAMP8 的学习记忆能力得到显著提高;SAMP10 穴位组逃避潜伏期亦较对照组缩短,说明"三焦针法"提高了SAMP10 的学习获取能力、保持能力和再学习能力[78,79]。以上实验从行为学揭示了"三焦针法"对 SAM 鼠的作用。

三、寿命研究

目前公认能量限制可明显延长动物的寿命,从昆虫到哺乳动物均有显著的作用。我们进行了针刺延寿的研究,分析了"三焦针法"四种不同的设计对寿命的影响:①每日针刺1次,持续 15 天,不再施与其他干预;②每日针刺 1 次,针刺15 天后,休息 1 个月,直至动物死亡;③每周一、周三、周五各针刺一次,直至动物死亡;④每周一、周四各针刺 1 次,直至动物死亡。结果显示,针刺明显延长了 SAM 鼠的寿命,平均寿命延长 11%,最大寿命延长 24%。同时发现针刺的延寿作用不仅与科学的腧穴配伍有关,而且与针刺的不同频次有关,1 周针刺 2 次及针刺 15 天休息 1 个月能显著延长其寿命,以1 周针刺 2 次疗效最佳。为了进一步证明针刺是否通过降低食欲、限制饮食发挥作用,我们测量了食量和体温,并进行了统计分析,发现针刺并没有影响动物的食量,各组间无显著性差异,而体温却出现一定的变化,穴位组体温在针刺后明显低于其他各组[80]。

这些研究表明"三焦针法"的延寿作用不是通过能量限制,而是通过其他复杂的未知途径,如降低其基础代谢而发挥延寿作用的。

四、针刺作用机制

(一)中枢神经病理学研究

衰老细胞的细胞核、细胞质和细胞膜均有明显的变化。SAM 鼠的脑组织切片经甲苯胺蓝染色显示,正常老化的 SAMR1 海马和颞叶皮质的神经元体积较大,形态规则,尼氏体致密。海马锥体细胞呈锥体形或三角形,核大而圆,顶树突粗长且直,方向一致,投向腔隙分子层,细胞排列紧密整齐,CA1 区有 3~6 层细胞,CA3 区有 6~10 层细胞。颞叶皮质细胞密度大,形态规则。无明显空泡变性,嗜神经现象较少。SAMP8 海马和颞叶皮质的神经细胞体积较小,有较多细胞失去完整形态,形态不规则,尼氏体稀疏,部分缺失,有较明显的空泡变性,胞核呈皱缩状,形态不一,有凹陷、三角及不规则形。海马锥体细胞顶树突不连续,细胞排列疏松凌乱,细胞间隙较大,CA1 区细胞层数减少,有 2~3 层细胞,某些部位甚至只有一层细胞,CA3 区有 3~5 层细胞。颞叶皮质神经细胞密度较小,可看到明显嗜神经现象。"三焦针法"针刺干预后,非穴组神经元形态和数量与 SAMP8 对照组基本一致;针刺后海马和颞叶皮质的神经细胞体积大于 SAMP8,但明显小于 SAMR1,形态较规则,尼氏体较致密,无明显缺失和空泡变性。海马锥体细胞顶树突较连续,方向一致,投向腔隙分子层,细胞排列紧密整齐,CA1 区有 2~4 层细胞,某些部位可看到 5 层细胞,CA3 区有 3~7 层细胞。颞叶皮质细胞密度大,形态规则,嗜神经现象较少。可见"三焦针法"可以改善神经元的细胞形态和数量,从而维持了中枢神经系统的正常功能[81]。

在神经干细胞增殖方面,4 月龄 SAMP8 与 SAMR1 相比,齿状回、第三脑室和侧脑室虽均有新生细胞产生,但齿状回数量明显减少,针刺具有明显的促进 SAMP8 齿状回神经干细胞的增殖作用,改善了齿状回神经干细胞的增生能力,虽也可促进第三脑室和侧脑室的 VZ、SVZ 带的增殖,但没有显著性差异。针刺后,SAMP8 在海马槽出现一条新的细胞增生带,并一直延续到胼胝体,该区新生细胞数增加,有可能是由第三脑室和侧脑室的神经干细胞增生的细胞迁移所致,说明"三焦针法"可能同时具有促新生细胞迁移的作用[82]。

(二)自由基损伤研究

自由基普遍存在于生物系统。自由基衰老说认为衰老过程中的退行性变化是由于细胞正常代谢过程中产生的自由基的损伤造成的。课题组研究发现,4个氧化应激相关基因 SAMP10 脑中表达异常,包括谷胱甘肽硫转移酶、HSP86、成纤维细胞生长因子8、NF-κB 转录因子 p65 亚单位。HSP86 mRNA 的表达上调,提示氧化损伤蛋白在 SAMP10 体内的积聚,从信号途径方面证实了 SAMP10 的快速老化与氧化应激水平升高、氧化损伤蛋白积聚有关。"三焦针法"可使这些基因的表达下调,改善氧化应激水平[83]。

线粒体是细胞进行氧化磷酸化产生能量的主要场所。衰老过程中,线粒体 DNA 损伤缺失可破坏膜酶结构与功能,影响能量的产生与供给,进一步加速衰老进程或引发多种衰老相关性疾病。进入老化期的 SAMP10 脑细胞中,一条与线粒体 DNA 及编码 ATPase 亚基和 CCO 亚基的 mRNA 有高度同源性的 cDNA 片段呈低表达[84],提示 SAMP10 可能存在着脑细胞线粒体 DNA 损伤及线粒体膜酶结构与功能障碍;线粒体膜电位反映线粒体的完整性,SAMP8 皮层线粒体膜电位与 SAMR1 相比显著降低,说明 SAMP8 的线粒体膜完整性不足。线粒体 ATPase 是反映线粒体产能功能的重要指标之一,SAMP8 皮层 ATPase 活力显著降低,可使脑能量减少,能量代谢(ATP 产生)的异常可诱导神经元发生凋亡或增加其对凋亡的敏感性,进而参与老年性痴呆的发病[77]。"三焦针法"可以不同程度地抑制该 cDNA 片段衰老相关性低表达,改善脑组织能量代谢,保护脑细胞线粒体膜免受攻击,减少线粒体 DNA 损伤和突变。

综上,脑组织的线粒体能量代谢过程中,会产生有害的自由基,自由基的存在会加速老化,而抗自由基系统的减退,会导致氧化应激的发生,促进衰老和痴呆,"三焦针法"通过系统的调节作用延缓了衰老,达到防治老年性痴呆的目的。

(三)神经生化特征研究

老年性痴呆患者脑内神经递质代谢障碍是重要的病理特征。其中胆碱能损伤学说是目前较为公认的:老年性痴呆患者皮质的胆碱能系统发生严重的变化,引起学习记忆减退和认知障碍,产生痴呆症状。中枢神经递质水平及代谢情况在某种程度上反映了脑功能状态,可作为评价脑功能的重要指标之一。胆碱乙酰转移酶(choline acetyltransferase,ChAT)是脑内神经递质乙酰胆碱(acetylcholine,ACh)的合成酶,乙酰胆碱酯酶(acetylcholinesterase,AChE)是 ACh 的水解酶。脑组织中二者的活力反映了 ACh 的合成和水解状况,进而反映了脑内胆碱能神经的功能,而胆碱能神经功能与学习记忆密切相关。与 SAMR1 相比,SAMP8 海马 ChAT 活力显著下降,AChE 活力显著升高,说明 SAMP8 海马中 ACh 合成能力与 SAMR1 比较下降,而水解能力增强,从而导致 SAMP8 海马中 ACh 含量下降;SAMP10 脑组织 ACh 含量也较 SAMR1显著降低,从而使胆碱能神经功能降低,使 SAM 鼠表现出老年性痴呆状态[77]。单胺类神经递质与学习记忆功能关系密切。6 月龄 SAMP10 脑组织中多巴胺、5-羟色胺含量较同月龄 SAMR1 显著降低,"三焦针法"可提高 ACh、单胺类神经递质的含量,调节中枢神经递质代谢紊乱,从而改善 SAMP10的学习和记忆能力[85]。10 月龄 SAMP8 与同月龄 SAMR1 比较,儿茶酚胺类神经递质去甲肾上腺素、肾上腺素、多巴胺均低,针刺可以使其含量增加[86]。

谷氨酸(glutamic acid,Glu)作为兴奋性氨基酸(excitatory

amino acid,EAA)的一种,其神经毒性作用所致的神经元变性坏死是老年性痴呆脑神经元退行性改变的重要机制,在老年性痴呆的发生机制及发展过程中起着重要作用[87],并形成与胆碱能学说相并列的谷氨酸能学说。在正常情况下,Glu 作为兴奋性递质参与神经元的正常信息传递,但过量的 Glu 对其受体的过度激动,会产生神经毒性作用,导致神经元变性坏死,从而出现相应的学习记忆障碍。在 SAM 鼠中,SAMP8 与正常老化的 SAMR1 比较,海马、皮层及纹状体的 EAA 合成及降解代谢均处于亢进状态,抑制性氨基酸亦存在一定程度的改变。"三焦针法"可以明显降低异常升高的 Glu 及谷氨酰胺、天冬酰胺水平,改善 Glu 的神经毒性作用,阻止神经元变性坏死和老年性痴呆脑神经元退行性改变[88]。

(四) 基因组学研究

基因组学(genomics),指对所有基因进行基因组作图、核苷酸序列分析、基因定位和基因功能分析的一门科学。衰老作为机体各种功能进行性衰退的综合表现,是多种基因共同参与的结果。

利用小鼠 15 400 点基因表达谱芯片,比较 10 月龄 SAMP8 与 10 月龄 SAMR1 和 2 月龄 SAMP8,从大脑组织筛选出老年性痴呆基因表达谱。其中筛选到与痴呆相关的差异表达基因 242 个,173 个表达下调,69 个表达上调;筛选到与衰老相关的差异表达基因 234 个,表达下调的 146 个,表达上调的 88 个。两组同时出现的基因 110 个,表达下调的 79 个,表达上调的 31 个。其中 110 个差异表达基因中的 22 个基因为已知功能基因,下调涉及突触囊泡释放、信号转导、细胞骨架、能量代谢等,上调涉及细胞周期、离子通道、蛋白质合成、炎症反应等病生理功能。以上筛选到的差异表达基因均以下调表达为主,下调表达的基因几乎为上调表达基因的 2 倍。

cDNA 微阵列技术分析 SAMP10 海马基因表达谱的变化及针刺对其影响。结果显示,伴快速老化,SAMP10 海马共有 10 个基因发生变化,占基因总数的 1.7%,其中 8 个基因表达上调,2 个基因表达下调,涉及 6 类功能基因,表达差异达 2 倍以上的共有 8 个,占变化基因总数的 80%;皮层共有 17 个基因发生变化,占基因总数的 2.9%,其中 15 个基因表达下调,2 个基因表达上调,涉及 7 类功能基因,表达差异达 2 倍(含 2 倍)以上的共有 12 个,占变化基因总数的 70.6%[89]。

施予"三焦针法"针刺后,海马共有 16 个基因发生变化,占基因总数的 2.7%,其中 11 个基因表达上调,5 个基因表达下调,涉及 8 类功能基因,表达差异达 2 倍以上(含 2 倍)的共有 6 个,占变化基因总数的 37.5%;施予非穴位刺激后,共有 6 个基因发生变化,占基因总数的 1.0%,全部表达下调,涉及 3 类功能基因,表达差异达 2 倍以上的共有 3 个,占基因变化总数的 50%;皮层共有 20 个基因发生变化,占基因总数的 3.4%,其中 15 个基因表达上调,5 个基因表达下调,涉及 9 类功能基因,表达差异达 2 倍以上(含 2 倍)的共有 12 个,占变化基因总数的 60%[89]。

结果显示,伴衰老和痴呆有 12 个功能基因群发生了异常表达,涉及应激反应、DNA 合成、重组、修复、神经营养因子及受体、细胞凋亡、突触相关蛋白、细胞粘连受体、细胞表面抗原、细胞信号传导、细胞周期蛋白、细胞骨架等等,且基因的表达以下调为主;"三焦针法"可以调节上述基因群的异常表达,部分或全部逆转衰老对基因表达的不良影响,使其表达趋向于正常的 SAMR1,另外,"三焦针法"对不同基因的作用强度不同,有些基因作用较强,有些则较弱,一般与该基因的异常程度有关。非穴也具有一定的调节作用,但是其作用是紊乱的,对基因的作用有的趋向于正常的 SAMR1,有的则趋向于衰老的SAMP10,缺乏规律性。我们分析针刺的作用具有应激效应和治疗作用两种,针刺穴位除具有一定的应激效应外,还具有较大的治疗作用,而针刺非穴主要是应激作用,没有或只有微弱的治疗作用,故而前者表现出明显的规律性,而后者作用紊乱。综上说明针刺是多途径、多层次、多靶点的整体调整作用,其良性调节作用是综合作用的结果。

(五)蛋白质组学研究

蛋白质组学(proteomics),是对蛋白质特别是其结构和功能进行大规模研究的学科。蛋白表达在机体的不同部位及生命周期的不同阶段,存在巨大的差异,而蛋白在衰老过程中的改变会导致其功能、活性的异常。

SAMP8的针刺研究中,运用双向电泳技术对2、4、6、8、10、12月龄SAMR1和SAMP8海马蛋白质进行双向电泳分离:以2月龄SAMR1海马蛋白表达量为参考,发现SAMR1随年龄增长发生显著变化的蛋白点24个,其中22个蛋白点高表达,2个蛋白点低表达;以2月龄SAMP8海马蛋白表达量为参考,发现SAMP8差异表达蛋白点23个,其中有10个蛋白点表现出增龄性下调,13个蛋白点在8月龄表现出异常高表达。以各月龄SAMR1海马蛋白表达量为参考,对SAMR1和SAMP8同一发育时期海马双向电泳图谱进行比较,发现差异表达蛋白点31个,经质谱成功鉴定出26种蛋白质,包括能量代谢有关蛋白、抗氧化蛋白、细胞骨架蛋白、神经元特异性蛋白、突触相关蛋白、信号转导蛋白和离子通道蛋白等,由此可见,衰老和快速老化都是多因素、多途径共同作用的结果。在SAMP8和SAMR1衰老进程中,有着共同的蛋白质改变,这些变化引起机体产生氧化应激反应、能量代谢障碍和信号转导途径异常等;另外,还有一些神经元特异性蛋白,包括髓磷脂碱性蛋白、二氢嘧啶酶相关蛋白、电压依赖性阴离子通道 1 和丝联蛋白等仅在 SAMP8 表达发生变化,这些蛋白的变化可能与 SAMP8 快速老化及老年性痴呆的发生密切相关。

经“三焦针法”针刺干预,对各组小鼠海马双向电泳图谱进行比较,发现 37 个点在各组间表达量不同。经质谱鉴定出 27 个蛋白点,针刺穴位组有 18 个蛋白表达上调,4 个蛋白表达下调;非穴组只有 2 个蛋白的表达发生了改变,结果显示:“三焦针法”对细胞骨架蛋白、抗氧化蛋白、信号转导蛋白、离子通道蛋白、突触相关蛋白、神经元特异蛋白和能量代谢相关蛋白等蛋白的表达有影响,上调表达低下的蛋白,下调表达亢进的蛋白;而非穴组只有 2 个蛋白的表达发生变化,可能与刺激引起机体的应激反应有关,由此可见,“三焦针法”对多个蛋白、多种蛋白群的表达产生影响,改善老年性痴呆状态。

SAMP10 的针刺研究中,发现 SAMP10 与 SAMR1 脑组织蛋白质图谱中的大脑蛋白存在明显差异。伴快速老化和痴呆,3 个蛋白发生质的变化,其中 1 个蛋白为 SAMP10 特有,2 个为 SAMR1 特有;9 个蛋白发生量的变化,其中 7 个蛋白伴快速老化高表达,2 个低表达。主要表现在 2-DE 图谱斑点的增减和染色的深浅,提示 SAMP10 脑蛋白发生了质(蛋白斑点的缺失、增加及位置的改变)和量(蛋白斑点染色的深浅)的变化,这种变化与脑老化和痴呆相关。针刺干预,穴位组可以上调低表达蛋白,下调高表达蛋白,使之趋向正常的 SAMR1,非穴组也可上调低表达蛋白,下调高表达蛋白,但还可以使高表达蛋白更高,因此针刺穴位和非穴均可以调节蛋白的表达,针刺穴位的调节作用更明显、更具规律性,其良性调节衰老相关蛋白的表达是其治疗作用的体现[90]。

神经系统发育过程中,一般认为 p130 是细胞增殖的负性调节因子,是细胞静止期的标志,而 p130 的异常表达,极可能引发细胞周期相关的神经损害。SAMR1 在 2~12 月龄期间,海马、皮层中 p130 表达随增龄呈平稳上升趋势,其中海马、皮层分别于 8、6 月龄以后 p130 的表达量与 2 月龄比较有显著性差异。SAMP10 海马、皮层 p130 随增龄呈波动下降趋势,与 2 月龄相比,海马中 4 月龄后 p130 表达即下降,6 月龄达谷值,6~8 月龄明显回升,8~12 月龄又下降,8 月龄和 12 月龄均低于 2 月龄;皮层中 p130 的表达,2~4 月龄下降,4 月龄后回升,6 月龄达峰值,6~8 月龄又下降达谷值,8~12 月龄有上升迹象,但仍停留在较低水平,4、8、10、12 月龄均低于 2 月龄水平。p130 表达的异常下降引发细胞周期相关的神经损害,可能是 SAMP10 的致病因素之一。针刺干预 8 月龄 SAMP10,在海马针刺后 p130 表达低于 SAMP10 对照,但仍高于正常对照的 SAMR1;在皮层,针刺后 p130 表达低于正常对照的 SAMR1,但高于 SAMP10 对照组,有显著性差异,穴位组调节 SAMP10 脑组织 p130 的表达趋向于正常对照的 SAMR1,非穴组效果不明显[91]。由此可见,"三焦针法"在一定程度上调节了 p130 的异常表达,降低神经细胞的损害,使之趋向于正常的 SAMR1。

　　p38 MAPK 是 MAPK 超家族的成员之一,属于应激活化的激酶,它在老年性痴呆的发病进展中有多重作用,包括 p38 在 AD 模型中激活的证据、p38 与 AD 各项病理标志和炎症、神经元凋亡、Tau 过磷酸化等重要病理生理过程的联系。在我们的研究中,SAMR1 在 2~12 月龄中,海马皮层 p38 的表达呈平稳增加趋势,8 月龄以后 p38 的表达量与 2 月龄差异显著。SAMP10 在 2~12 月龄中,海马皮层 p38 的表达呈波动上升趋势,与 2 月龄相比,海马中 4 月龄后表达即升高,6 月龄达峰值后下降,10 月龄至低谷,但仍显著高于 2 月龄,此后至 12 月龄又上升,皮层中 2 月龄后即升高,与 2 月龄相比,4 月龄达峰值后下降,6月龄至低谷,但仍显著高于2月龄,以后再次升高并于8月龄达峰值,后至12月龄再度下降,但仍显著高于2月龄水平。可见,p38表达的增高是SAMP10发生老年性痴呆的一个重要因素。"三焦针法"可下调SAMP10两脑区p38表达,使之接近SAMR1水平,两组间无显著差异;非穴组p38与SAMP10对照组无显著差异,均高于正常对照的SAMR1。可见针刺能直接调节p38表达,也可能通过抑制其他有害应激因素,减少对p38的诱导,从而阻断可能由p38介导的神经损伤[92]。

(六) β淀粉样蛋白研究

β淀粉样蛋白(amyloid β-protein, Aβ)是阿尔茨海默病标志性病理产物老年斑(senile plaque)的主要成分,为含39~42个氨基酸的多肽,在血液、脑脊液和脑间质液中循环,大多呈结合态存在,少数以游离状态存在。

课题组研究以SAMP8为模型,采用酶联免疫吸附测定法检测了小鼠脑、血、肝、肾、尿液和粪便中$Aβ_{40}$、$Aβ_{42}$和Aβ寡聚体(Aβ-oligomer)的水平,以及晚期糖基化终产物受体、低密度脂蛋白受体相关蛋白1、脑啡肽酶、胰岛素降解酶等Aβ清除蛋白和酶类含量,首次发现SAMP8鼠脑内具有明显的Aβ沉积,且"三焦针法"具有明显的清除作用。该结果在2013年日本举行的第28届快速老化模型鼠学术大会上发表时引起日本学术界的震动,因为虽然SAM鼠起源于日本,但日本学者长期以来一直没有检测到SAMP8鼠脑中Aβ的沉积。SAM鼠由韩景献教授于1993年从日本引进。多年来我们对SAM鼠进行了逆向筛选,即将老化特征和痴呆明显的鼠作为种鼠进行近交繁殖,而淘汰老化和认知正常的鼠,经过多年艰苦的工作,使SAMP8鼠老化和痴呆特征得到强化。我们首先检出SAMP8鼠具有Aβ沉积可能得益于这种逆向筛选。

另外还发现,SAMP8 脑组织中可溶性 Aβ 总量大于 SAMR1($P<0.05$),主要是可溶性 $Aβ_{40}$ 和 Aβ 寡聚体水平高于 SAMR1($P<0.05$),脑组织中可溶性 $Aβ_{42}$ 水平低于 SAMR1($P<0.05$),血液和肝脏中可溶性 $Aβ_{40}$ 和 $Aβ_{42}$ 水平高于 SAMR1($P<0.05$);肾脏和粪便中可溶性 $Aβ_{40}$ 和 $Aβ_{42}$ 水平低于 SAMR1($P<0.05$);SAMP8 脑组织中 RAGE 含量少于 SAMR1($P<0.05$),LRP-1 在脑组织、血液、肝和肾中含量低于 SAMR1($P<0.05$),脑组织中 NEP、IDE 含量和活性均低于 SAMR1($P<0.05$)[93]。

采用"三焦针法"针刺后,脑组织中可溶性 Aβ 总量少于 Pc 组(SAMP8 空白对照组)和 Pn 组(SAMP8 非穴组),主要也是可溶性 $Aβ_{40}$ 和 Aβ 寡聚体含量更少,但差异无统计学意义($P>0.05$),血液和肝脏中可溶性 $Aβ_{40}$ 和 $Aβ_{42}$ 水平低于 Pc 和 Pn 组($P<0.05$),肾脏和粪便中可溶性 $Aβ_{40}$ 和 $Aβ_{42}$ 水平高于 Pc 组和 Pn 组($P<0.05$);Pa 组(SAMP8 三焦针法组)脑组织中 LRP-1 含量大于 Pc 组和 Pn 组,但差异无统计学意义($P>0.05$),LRP-1 在血液、肝和肾中含量大于 Pc 组和 Pn 组($P<0.05$),脑组织中 NEP、IDE 含量和活性与 Pc 组和 Pn 组的差异无统计学意义($P>0.05$)。Pc 组和 Pn 组以上各指标的比较,差异无统计学意义($P>0.05$)[93]。

因此,我们认为,较之 SAMR1,SAMP8 通过跨血脑屏障转运和脑内降解酶水解途径清除可溶性 Aβ 的功能下降。脑内的 Aβ 穿过血脑屏障进入血液,表现为脑中 $Aβ_{42}$ 沉积减少,而血中 $Aβ_{42}$ 变化不明显;部分 Aβ 随血液循环进入肝脏从粪便排出,表现为粪便 $Aβ_{42}$ 增多,另一部分随血液循环进入肾脏后可能随血液循环进入肝脏从粪便排出,因此没有在尿液中检出 Aβ。三焦针法可促进脑内可溶性 Aβ 清除,其可能的途径为,通过以 LRP-1 介导为主的跨血脑屏障转运出脑,又自粪便清除到体外。

综上所述，我们得知"三焦针法"作用于老年性痴呆，在临床上，显著改善痴呆病人的认知能力和生活自理能力；在动物实验中，改善了 SAM 鼠的学习记忆能力和恐怖不安状态。从作用机制来看，针刺可作用于多种病理环节，如调节 AD 脑内神经递质的含量，提高机体抗氧化损伤的能力，调控脑内基因表达和蛋白质合成，对抗兴奋性氨基酸介导产生的神经毒性损伤，降低脑中淀粉样蛋白的沉积，从而提高 AD 模型鼠的学习、记忆能力。可见，"三焦针法"通过多途径、多靶点在老年性痴呆的治疗中显示出独特的优势，也说明"三焦针法"临床疗效的取得有着可靠的物质基础，因此具有广阔的临床应用价值。

参考文献

［1］韩景献．"三焦气化失常 - 衰老"相关论 [J]. 中医杂志，2008, 49 (3): 200-202, 220.

［2］蔡攀，韩景献，于建春．三焦或为内脏神经系统 [J]. 中医杂志，2014, 55 (21): 1881-1883.

［3］罗本华，于建春，成海燕，等．论三焦气化是脑神的基础 [J]. 辽宁中医杂志，2010, 37 (6): 1004-1007.

［4］YANG T, SANTISTEBAN M M, RODRIGUEZ V, et al. Gut Dysbiosis Is Linked to Hypertension [J]. Hypertension, 2015, 65 (6): 1331-1339.

［5］刘诺，王真真．肠道菌群在阿尔茨海默氏症发病中的作用 [J]. 神经药理学报，2018, 8 (6): 58-59.

［6］FINEGOLD S M, DOWD S E, GONTCHAROVA V, et al. Pyrosequencing study of fecal microflora of autistic and control children [J]. Anaerobe, 2010, 16 (4): 444-453.

［7］NASERIBAFROUEI A, HESTAD K, AVERSHINA E, et al. Correlation between the human fecal microbiota and depression [J]. Neurogastroenterology & Motility, 2014, 26 (8): 1155-1162.

［8］STOLZENBERG E, BERRY D, YANG D, et al. A Role for Neuronal Alpha-Synuclein in Gastrointestinal Immunity [J]. Journal of Innate Immunity, 2017, 9 (5): 456-463.

［9］ZHANG H D, SUN D W, MAO L, et al. MiR-139-5p inhibits the biological function of breast cancer cells by targeting Notch1 and mediates chemosensitivity to docetaxel [J]. Biochemical and Biophysical Research Communications, 2015, 465 (4): 702-713.

［10］李海明，张源波，杨萌，等．下丘脑垂体肾上腺轴功能异常与高血压 [J]. 中国循证心血管医学杂志，2017, 9 (10): 1276-1277.

［11］张晓杰，费洪新．下丘脑 - 垂体 - 肾上腺轴与重度抑郁症关系的

研究进展 [J]. 中国老年学杂志 , 2017, 37 (11): 2839-2843.

［12］蔡骅琳 , 江沛 , 李焕德 , 等 . 下丘脑 - 垂体 - 肾上腺轴与精神分裂症的关系 [J]. 中国神经精神疾病杂志 , 2013, 39 (11): 688-691.

［13］刘彩萍 , 谢斌 , 林治光 , 等 . 青少年冲动攻击行为与应激及下丘脑 - 垂体 - 肾上腺轴活性的关系初探 [J]. 中国神经精神疾病杂志 , 2010, 36 (9): 543-546.

［14］韩景献 . 再论三焦及三焦气化 [J]. 中医杂志 , 2016, 57 (23): 2061-2063.

［15］杨康强 . 宣通三焦法治疗急性缺血性中风的临床研究 [D]. 广州 : 广州中医药大学 , 2012.

［16］王雅娟 , 张秀敏 . 从三焦气化探讨血管性帕金森综合征的中医病机 [J]. 北京中医药 , 2016, 35 (5): 475-477.

［17］郑泽泉 , 林兴栋 . 督脉三焦与多发性硬化的关系 [J]. 四川中医 , 2017, 35 (1): 32-33.

［18］林友泉 . 从三焦气化论治 2 型糖尿病的实验与临床初步研究 [D]. 广州 : 广州中医药大学 , 2010.

［19］宋灵仙 , 王哲慧 . 从三焦经穴论治糖尿病 92 例 [J]. 针灸临床杂志 , 2005, 21 (4): 4-6.

［20］夏瑢 . 中医三焦气化理论的应用研究——对糖尿病病变机制的再探索 [J]. 中华中医药学刊 , 2008, 26 (3): 532-534.

［21］孙建新 , 郑蛟东 , 吕芳 . 试从三焦论治糖尿病肾病 [J]. 北京中医药 , 2008, 27 (7): 517-518.

［22］周军杰 , 王光明 , 支春云 . 张国泰治疗冠心病经验辑要 [J]. 辽宁中医杂志 , 2008, 35 (6): 819-820.

［23］陈潮 . 试探冠心病与三焦 [J]. 中国病案 , 2010, 11 (10): 29-30.

［24］王云振 , 杨祥坤 . 杨祥坤教授从三焦论治慢性心力衰竭 [J]. 辽宁中医药大学学报 , 2009, 11 (10): 84-85.

［25］王强 , 孟云辉 , 高慧 , 等 . 论三焦壅塞与慢性心力衰竭 [J]. 中西医结合心脑血管病杂志 , 2011, 9 (12): 104, 125.

［26］华新宇 . 慢性心力衰竭中医病机的三焦观 [J]. 光明中医 , 2010, 25 (11): 1963-1964.

［27］白颖舜 , 张艳 . 慢性心力衰竭三焦辨证观 [J]. 辽宁中医药大学学报 , 2011, 13 (11): 169-170.

［28］韩钟伟 . 宣化三焦法治疗慢性心力衰竭的临床研究 [D]. 济南 : 山东中医药大学 , 2003.

[29] 何伟. 从三焦气化论肿瘤的中医病机 [J]. 北京中医药大学学报，2018, 41 (4): 274-278.

[30] 王潇，王晓群，李小江，等. 贾英杰疏利三焦法辨治肺癌经验 [J]. 上海中医药杂志，2018, 52 (2): 28-30.

[31] 杨文娟. 三焦辨证在肺癌治疗中的应用 [J]. 浙江中医杂志，2017, 52 (7): 514-515.

[32] 林红，阮善明，郑丽萍，等. 沈敏鹤从三焦辨治肿瘤临床经验 [J]. 上海中医药杂志，2011, 45 (7): 10-12.

[33] 叶文彬，何红霞，马旭红，等. 从三焦气化论治慢性阻塞性肺疾病 [J]. 中华中医药杂志，2017, 32 (4): 1618-1621.

[34] 陈晓宏，王鑫. 慢性支气管炎的中医辨证思路 [J]. 上海中医药杂志，2005, 39 (9): 16-17.

[35] 顾恪波. 从三焦论治喘证 [J]. 北京中医药，2009, 28 (7): 552-553.

[36] 陈海，李际强，黄颖. 试论阻塞性睡眠呼吸暂停低通气综合征的核心病机 [J]. 辽宁中医杂志，2016, 43 (8): 1638-1639.

[37] 黄文政，曹式丽，何永生，等. 肾炎 3 号方治疗慢性肾炎临床及实验研究 [J]. 天津中医，2000, 17 (6): 54.

[38] 黄文政，曹式丽，何永生，等. 疏利少阳标本同治法治疗慢性肾炎临床及实验研究 [J]. 天津中医，2000, 17 (1): 6-9.

[39] 王耀光，黄文政. 黄文政教授三焦学术思想论治肾病探讨 [J]. 中医药通报，2012, 11 (5): 24-27.

[40] 张丽芬，黄文政. 肾疏宁的组方思路及防治肾小球硬化的机制分析 [J]. 天津中医学院学报，2005, 24 (1): 1-4.

[41] 王耀光. 乙型肝炎病毒相关性肾炎肾小管间质损伤机理及肾疏宁干预机制研究 [D]. 天津：天津中医药大学，2006.

[42] 吕勇，曹恩泽. 从三焦辨治慢性肾衰 [N]. 中国中医药报，2017-04-06.

[43] 邢海涛，曹式丽. 曹式丽教授对局灶节段硬化性肾病的临床思辨及治验 [J]. 中国中西医结合肾病杂志，2012, 13 (11): 946-947.

[44] 万兰清，马超英，耿耘，等. 宣畅三焦法治疗急性肾功能衰竭的临床与实验研究 [J]. 江西中医药，1995, 26 (3): 10-13.

[45] 张良登，何庆勇，彭建中. 肾病7方组从主论三焦为方向治疗慢性肾小球肾炎的临床研究 [J]. 中华中医药学刊，2009, 27 (9): 1973-1975.

[46] 周学萍，章念伟. 从少阳三焦论治难治性肾病综合征 [J]. 江苏中

医药 , 2007, 39 (5): 28-29.

[47] 李志国 , 叶永安 . 三焦辨证理论在肝病临床中的应用 [J]. 长春中医药大学学报 , 2017, 33 (1): 4-6.

[48] 马菁蔓 , 王景泉 . 从虚论治非酒精性脂肪肝 [J]. 长春中医药大学学报 , 2014, 30 (5): 850-852.

[49] 张春光 , 金宏杰 . 畅利三焦降浊法治疗脂肪肝糖代谢异常 24 例临床观察 [J]. 浙江中医杂志 , 2006, 41 (6): 332-333.

[50] 刘红书 , 丁云东 . 分消走泄法治疗慢性乙型肝炎理论初探 [J]. 中国中医药现代远程教育 , 2010, 8 (12): 218-219.

[51] 刘敏 , 李献平 . 关幼波治疗肝硬化腹水的经验 [J]. 中医药通报 , 2006, 5 (4): 11-12.

[52] 肖冰 , 赵长鹰 . 肝硬化腹水从三焦论治探要 [J]. 四川中医 , 2005, 23 (1): 8-9.

[53] 宋志钢 . 周国义副主任医师治疗前列腺增生症经验 [J]. 甘肃中医学院学报 , 2013, 30 (4): 13-14.

[54] 朱景玉 , 孔薇 . 孔薇教授治疗老年女性复发性尿路感染经验 [J]. 四川中医 , 2018, 36 (2): 6-8.

[55] 王翠菡 , 武玉琳 , 王耀光 . 黄文政教授运用 "和法" 治疗慢性肾脏病 [J]. 吉林中医药 , 2016, 36 (1): 23-27.

[56] 陈国宏 , 李兰群 . 李曰庆治疗女性非感染性尿道综合征的经验 [J]. 中国临床医生 , 2007, 35 (8): 67-68.

[57] 李文珊 , 牛阳 . 牛阳辨治弱精子症 [J]. 辽宁中医杂志 , 2017, 44 (8): 1598-1599.

[58] 王振录 . 宣通三焦气化治疗阳痿 30 例小结 [J]. 河南中医 , 1993, 13 (4): 180-181.

[59] 张晓强 , 任文栋 , 李孟芳 . 化气布津法在治疗干燥综合征中的应用 [J]. 新中医 , 2011, 43 (10): 137-138.

[60] 于洪 , 王强 . 干燥综合征从三焦论治机制浅析 [J]. 天津中医药 , 2007, 24 (4): 313-314.

[61] 周荣双 , 刘德要 , 范美丽 . "三焦气化失常—系统性红斑狼疮" 相关论 [J]. 中国医学创新 , 2014, 11 (18): 148-150.

[62] 朱世瑞 , 沈晓明 , 宋清 . 马云枝从三焦论治顽固性失眠经验 [J]. 中医杂志 , 2015, 56 (6): 466-468.

[63] 温会新 , 李娜 , 陈建权 , 等 . 通利三焦法对失眠患者多导睡眠图的影响 [C]// 中国中西医结合学会 . 北京 : 第十一次中国中西医

结合神经科学术会议论文汇编 . 2015.

[64] 杨珀 . 探讨以三焦针法为主治疗失眠症的临床疗效及作用机制 [J]. 按摩与康复医学, 2018, 9 (15): 25-26.

[65] 盛倩, 庄曾渊 . 庄曾渊治疗视直如曲气滞水停证眼病经验 [J]. 北京中医药, 2014, 33 (9): 657-659.

[66] 宋扬扬, 倪光夏 . 从通调三焦论治月经病 [J]. 环球中医药, 2018, 11 (6): 866-868.

[67] 徐昭 . 从三焦气化论治便秘 [J]. 四川中医, 2015, 33 (1): 45-46.

[68] 陈璐, 于建春, 韩景献 . 枕三经排刺法治疗脊髓小脑萎缩 20 例 [J]. 中国针灸, 2014, 34 (6): 619-620.

[69] 徐昭, 贾玉洁 . 枕三经排刺法治疗多系统萎缩小脑型患者 15 例临床观察 [J]. 中医杂志, 2016, 57 (20): 1764-1767.

[70] 马涛, 韩景献 . 枕三经排刺法治疗恢复期小脑梗塞性眩晕 32 例 [J]. 时珍国医国药, 2008, 19 (3): 731.

[71] 林允照, 顾华, 沈健 . 癌因性疲乏研究进展 [J]. 浙江预防医学, 2014, 26 (8): 796-799, 802.

[72] 李秀双, 付于, 于建春, 等 . 三焦针法治疗癌性疲劳 40 例临床观察 [J]. 中医杂志, 2016, 57 (18): 1570-1573.

[73] 刘云鹤 . 三焦针法治疗帕金森病的疗效观察及其动物模型研究 [D]. 天津 : 天津中医药大学, 2013.

[74] 杨琳 . "三焦针法"治疗失眠症的临床研究 [D]. 天津 : 天津中医药大学, 2013.

[75] 葛雪琴 . 针刺对更年期妇女困扰症状、疲惫与健康体能改善成效探讨 [D]. 天津 : 天津中医药大学, 2011.

[76] 褚芹, 于建春, 潘建明, 等 . 快速老化模型小鼠 SAMP8 行为学的增龄性变化 [J]. 现代生物医学进展, 2008, 8 (10): 1801-1804.

[77] 赵万红, 于建春, 吉新彩, 等 . 快速老化小鼠的学习记忆缺陷及其生化机制 [J]. 西安交通大学学报 (医学版), 2008, 29 (3): 289-293.

[78] 陈付艳, 聂坤, 于建春, 等 . "益气调血、扶本培元"针法对 SAMP10 鼠痴呆状况和大脑总胆固醇的影响 [J]. 中医杂志, 2008, 49 (8): 715-717.

[79] 王彤, 丁晓蓉, 庞莹, 等 . 针刺对快速老化脑萎缩及痴呆模型小白鼠 (SAMP10) 行为学影响的实验研究 [J]. 天津中医药, 2003, 20 (2): 58-59.

［80］ 王磊, 梁跃, 肖川, 等. 针刺对快速老化鼠 SAMP10 体温的影响 [J]. 上海针灸杂志, 2006, 25 (10): 41-43.

［81］ 张月峰, 于建春, 李谈, 等. "益气调血, 扶本培元" 针法对快速老化小鼠 SAMP8 海马和颞叶皮质神经元数量及形态的影响 [J]. 上海针灸杂志, 2005, 24 (9): 40-43.

［82］ CHENG H Y, YU J C, JIANG Z G, et al. Acupuncture improves cognitive deficits and regulates the brain cell proliferation of SAMP8 mice [J]. Neuroscience Letters, 2008, 432 (2): 111-116.

［83］ 于涛, 于建春, 陆明霞, 等. 针刺对快速老化小鼠 SAMP10 氧化应激相关基因表达的影响 [J]. 天津中医药, 2004, 21 (4): 281-284.

［84］ 陆明霞, 于建春, 于涛, 等. SAMP10 衰老相关性能量代谢障碍的分子因素及针刺干预作用 [J]. 针刺研究, 2003, 21 (4): 258-262, 254.

［85］ 王彤, 庞莹, 丁晓蓉, 等. 调补气血针法对 SAMP10 脑中枢神经递质含量影响的研究 [J]. 辽宁中医杂志, 2003, 30 (8): 663-664.

［86］ 韩景献, 王旭慧, 董承超, 等. 针刺对快速老化痴呆模型小白鼠 SAMP8 脑组织儿茶酚胺类神经递质影响的实验研究 [J]. 中国自然医学杂志, 2000, 2 (4): 202-204.

［87］ 宋前流, 宗瑞义. 谷氨酸与阿茨海默病 [J]. 国外医学 (老年医学分册), 1993, 14 (6): 259-263.

［88］ HAN J X, L P, WANG S, et al. Acupuncture Effects on Levels of Excitatory Amino Acids in Brain of SAMP8 [J]. Chinese Journal of Integrative Medicine, 1998, 4 (2): 39-42.

［89］ DING X R, YU J C, YU T, et al. Acupuncture regulates the aging-related changes in gene profile expression of the hippocampus in senescence-accelerated mouse (SAMP10)[J]. Neuroscience Letters, 2006, 399 (1-2): 11-16.

［90］ 于建春, 彭永康, 韩景献. 双向电泳分析快速老化痴呆鼠脑蛋白质的异常表达及针刺的影响 [J]. 针刺研究, 2006, 31 (2): 73-76.

［91］ 刘涛, 于建春, 韩景献. 快速老化痴呆小鼠海马、皮层 p130 表达的增龄变化及针刺的影响 [J]. 针刺研究, 2008, 33 (4): 223-228, 244.

［92］ 刘涛, 于建春, 韩景献. 快速老化痴呆鼠海马, 皮质 p38 表达的增龄变化及针刺影响的实验研究 [J]. 天津中医药, 2008, 25 (2): 117-120.

［93］ 蔡攀. 针刺对 Aβ 及其清除途径影响的研究 [D]. 天津: 天津中医药大学, 2015.

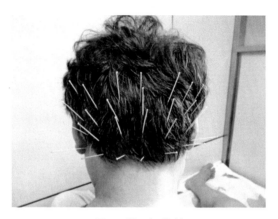

图 6　枕三经排刺

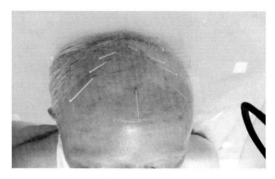

图 7　头针舞蹈震颤控制区排刺